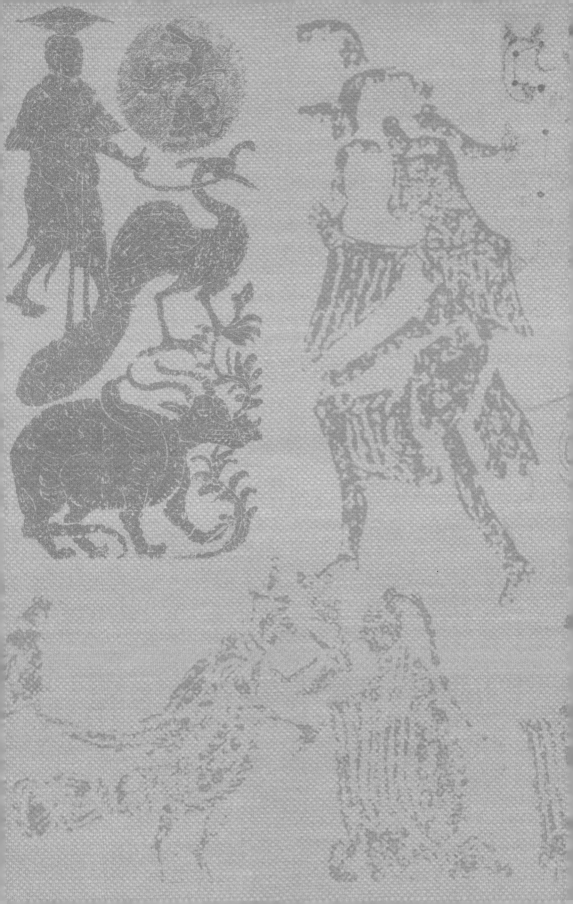

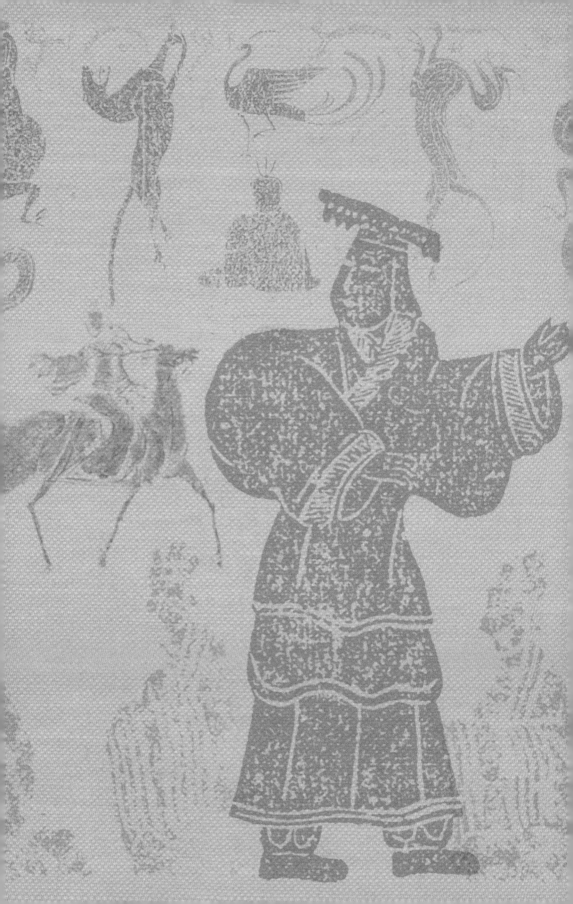

中国古医籍整理丛书

脉 学 辑 要

[日] 丹波元简　著

石历闻　秦琴　徐燕　肖海军　校注

中国中医药出版社
·北 京·

图书在版编目（CIP）数据

脉学辑要/（日）丹波元简著；石历闻等校注. —北京：中国
中医药出版社，2016.11（2024.12重印）

（中国古医籍整理丛书）

ISBN 978 - 7 - 5132 - 3783 - 3

Ⅰ.①脉…　Ⅱ.①丹…　②石…　Ⅲ.①脉学—日本

Ⅳ.①R241.1

中国版本图书馆 CIP 数据核字（2016）第 269196 号

中 国 中 医 药 出 版 社 出 版

北京经济技术开发区科创十三街 31 号院二区 8 号楼

邮政编码　100176

传真　010 64405721

北京盛通印刷股份有限公司印刷

各地新华书店经销

*

开本 710×1000　1/16　印张 6.5　字数 52 千字

2016 年 11 月第 1 版　2024 年 12 月第 3 次印刷

书　号　ISBN 978 - 7 - 5132 - 3783 - 3

*

定价　20.00 元

网址　www.cptcm.com

国家中医药管理局
中医药古籍保护与利用能力建设项目
组织工作委员会

主 任 委 员 王国强

副 主 任 委 员 王志勇　李大宁

执 行 主 任 委 员 曹洪欣　苏钢强　王国辰　欧阳兵

执行副主任委员 李　昱　武　东　李秀明　张成博

委　　　　员

各省市项目组分管领导和主要专家

　　（山东省）武继彪　欧阳兵　张成博　贾青顺

　　（江苏省）吴勉华　周仲瑛　段金廒　胡　烈

　　（上海市）张怀琼　季　光　严世芸　段逸山

　　（福建省）阮诗玮　陈立典　李灿东　纪立金

　　（浙江省）徐伟伟　范永升　柴可群　盛增秀

　　（陕西省）黄立勋　呼　燕　魏少阳　苏荣彪

　　（河南省）夏祖昌　刘文第　韩新峰　许敬生

　　（辽宁省）杨关林　康廷国　石　岩　李德新

　　（四川省）杨殿兴　梁繁荣　余曙光　张　毅

各项目组负责人

　　王振国（山东省）　王旭东（江苏省）　张如青（上海市）

　　李灿东（福建省）　陈勇毅（浙江省）　焦振廉（陕西省）

　　蔡永敏（河南省）　鞠宝兆（辽宁省）　和中浚（四川省）

前　言

中医药古籍是传承中华优秀文化的重要载体，也是中医学传承数千年的知识宝库，凝聚着中华民族特有的精神价值、思维方法、生命理论和医疗经验，不仅对于传承中医学术具有重要的历史价值，更是现代中医药科技创新和学术进步的源头和根基。保护和利用好中医药古籍，是弘扬中国优秀传统文化、传承中医学术的必由之路，事关中医药事业发展全局。

1949 年以来，在政府的大力支持和推动下，开展了系统的中医药古籍整理研究。1958 年，国务院科学规划委员会古籍整理出版规划小组在北京成立，负责指导全国的古籍整理出版工作。1982 年，国务院古籍整理出版规划小组召开全国古籍整理出版规划会议，制定了《古籍整理出版规划（1982—1990）》，卫生部先后下达了两批 200 余种中医古籍整理任务，掀起了中医古籍整理研究的新高潮，对中医文化与学术的弘扬、传承和发展，发挥了极其重要的作用，产生了不可估量的深远影响。

2007 年《国务院办公厅关于进一步加强古籍保护工作的意见》明确提出进一步加强古籍整理、出版和研究利用，以及

"保护为主、抢救第一、合理利用、加强管理"的方针。2009年《国务院关于扶持和促进中医药事业发展的若干意见》指出,要"开展中医药古籍普查登记,建立综合信息数据库和珍贵古籍名录,加强整理、出版、研究和利用"。《中医药创新发展规划纲要(2006—2020)》强调继承与创新并重,推动中医药传承与创新发展。

2003~2010年,国家财政多次立项支持中国中医科学院开展针对性中医药古籍抢救保护工作,在中国中医科学院图书馆设立全国唯一的行业古籍保护中心,影印抢救濒危珍本、孤本中医古籍1640余种;整理发布《中国中医古籍总目》;遴选351种孤本收入《中医古籍孤本大全》影印出版;开展了海外中医古籍目录调研和孤本回归工作,收集了11个国家和2个地区137个图书馆的240余种书目,基本摸清流失海外的中医古籍现状,确定国内失传的中医药古籍共有220种,复制出版海外所藏中医药古籍133种。2010年,国家财政部、国家中医药管理局设立"中医药古籍保护与利用能力建设项目",资助整理400余种中医药古籍,并着眼于加强中医药古籍保护和研究机构建设,培养中医古籍整理研究的后备人才,全面提高中医药古籍保护与利用能力。

在此,国家中医药管理局成立了中医药古籍保护和利用专家组和项目办公室,专家组负责项目指导、咨询、质量把关,项目办公室负责实施过程的统筹协调。专家组成员对古籍整理研究具有丰富的经验,有的专家从事古籍整理研究长达70余年,深知中医药古籍整理研究的重要性、艰巨性与复杂性,履行职责认真务实。专家组从书目确定、版本选择、点校、注释等各方面,为项目实施提供了强有力的专业指导。老一辈专家的学术水平和智慧，是项目成功的重要保证。项目承担单位山东中医药大学、南京中医药大学、上海中医药大学、福建中医药大学、浙江省中医药研究院、陕西省中医药研究院、河南省中医药研究院、辽宁中医药大学、成都中医药大学及所在省市中医药管理部门精心组织，充分发挥区域间互补协作的优势，并得到承担项目出版工作的中国中医药出版社大力配合，全面推进中医药古籍保护与利用网络体系的构建和人才队伍建设，使一批有志于中医学术传承与古籍整理工作的人才凝聚在一起，研究队伍日益壮大，研究水平不断提高。

本着"抢救、保护、发掘、利用"的理念，该项目重点选择近60年未曾出版的重要古医籍，综合考虑所选古籍的保护价值、学术价值和实用价值。400余种中医药古籍涵盖了医经、基础理论、诊法、伤寒金匮、温病、本草、方书、内科、外科、女科、儿科、伤科、眼科、咽喉口齿、针灸推拿、养生、医案医话医论、医史、临证综合等门类，跨越唐、宋、金元、明以迄清末。全部古籍均按照项目办公室组织完成的行业标准《中医古籍整理规范》及《中医药古籍整理细则》进行整理校注，绝大多数中医药古籍是第一次校注出版，一批孤本、稿本、抄本更是首次整理面世。对一些重要学术问题的研究成果，则集中收录于各书的"校注说明"或"校注后记"中。

"既出书又出人"是本项目追求的目标。近年来，中医药古籍整理工作形势严峻，老一辈逐渐退出，新一代普遍存在整理研究古籍的经验不足、专业思想不坚定等问题，使中医古籍整理面临人才流失严重、青黄不接的局面。通过本项目实施，搭建平台，完善机制，培养队伍，提升能力，经过近5年的建设，锻炼了一批优秀人才，老中青三代齐聚一堂，有效地稳定了研究队伍，为中医药古籍整理工作的开展和中医文化与学术的传承提供必备的知识和人才储备。

本项目的实施与《中国古医籍整理丛书》的出版，对于加强中医药古籍文献研究队伍建设、建立古籍研究平台，提高古籍整理水平均具有积极的推动作用，对弘扬我国优秀传统文化，推进中医药继承创新，进一步发挥中医药服务民众的养生保健与防病治病作用将产生深远影响。

第九届、第十届全国人大常委会副委员长许嘉璐先生，国家卫生计生委副主任、国家中医药管理局局长、中华中医药学会会长王国强先生，我国著名医史文献专家、中国中医科学院马继兴先生在百忙之中为丛书作序，我们深表敬意和感谢。

由于参与校注整理工作的人员较多，水平不一，诸多方面尚未臻完善，希望专家、读者不吝赐教。

国家中医药管理局中医药古籍保护与利用能力建设项目办公室

二〇一四年十二月

许 序

"中医"之名立，迄今不逾百年，所以冠以"中"字者，以别于"洋"与"西"也。慎思之，明辨之，斯名之出，无奈耳，或亦时人不甘泯没而特标其犹在之举也。

前此，祖传医术（今世方称为"学"）绵延数千载，救民无数；华夏屡遭时疫，皆仰之以度困厄。中华民族之未如印第安遭染殖民者所携疾病而族灭者，中医之功也。

医兴则国兴，国强则医强。百年运衰，岂但国土肢解，五千年文明亦不得全，非遭泯灭，即蒙冤扭曲。西方医学以其捷便速效，始则为传教之利器，继则以"科学"之冕畅行于中华。中医虽为内外所夹击，斥之为蒙昧，为伪医，然四亿同胞衣食不保，得获西医之益者甚寡，中医犹为人民之所赖。虽然，中国医学日益陵替，乃不可免，势使之然也。呜呼！覆巢之下安有完卵？

嗣后，国家新生，中医旋即得以重振，与西医并举，探寻结合之路。今也，中华诸多文化，自民俗、礼仪、工艺、戏曲、历史、文学，以至伦理、信仰，皆渐复起，中国医学之兴乃属必然。

迄今中医犹为国家医疗系统之辅，城市尤甚。何哉？盖一则西医赖声、光、电技术而于 20 世纪发展极速，中医则难见其进。二则国人惊羡西医之"立竿见影"，遂以为其事事胜于中医。然西医已自觉将入绝境：其若干医法正负效应相若，甚或负远逾于正；研究医理者，渐知人乃一整体，心、身非如中世纪所认定为二对立物，且人体亦非宇宙之中心，仅为其一小单位，与宇宙万象万物息息相关。认识至此，其已向中国医学之理念"靠拢"矣，虽彼未必知中国医学何如也。唯其不知中国医理何如，纯由其实践而有所悟，益以证中国之认识人体不为伪，亦不为玄虚。然国人知此趋向者，几人？

国医欲再现宋明清高峰，成国中主流医学，则一须继承，一须创新。继承则必深研原典，激清汰浊，复吸纳西医及我藏、蒙、维、回、苗、彝诸民族医术之精华；创新之道，在于今之科技，既用其器，亦参照其道，反思己之医理，审问之，笃行之，深化之，普及之，于普及中认知人体及环境古今之异，以建成当代国医理论。欲达于斯境，或需百年欤？予恐西医既已醒悟，若加力吸收中医精粹，促中医西医深度结合，形成 21 世纪之新医学，届时"制高点"将在何方？国人于此转折之机，能不忧虑而奋力乎？

予所谓深研之原典，非指一二习见之书、千古权威之作；就医界整体言之，所传所承自应为医籍之全部。盖后世名医所著，乃其秉诸前人所述，总结终生行医用药经验所得，自当已成今世、后世之要籍。

盛世修典，信然。盖典籍得修，方可言传言承。虽前此 50余载已启医籍整理、出版之役，惜旋即中辍。阅 20 载再兴整理、出版之潮，世所罕见之要籍千余部陆续问世，洋洋大观。

今复有"中医药古籍保护与利用能力建设"之工程，集九省市专家，历经五载，董理出版自唐迄清医籍，都400余种，凡中医之基础医理、伤寒、温病及各科诊治、医案医话、推拿本草，俱涵盖之。

噫！璐既知此，能不胜其悦乎？汇集刻印医籍，自古有之，然孰与今世之盛且精也！自今而后，中国医家及患者，得览斯典，当于前人益敬而畏之矣。中华民族之屡经灾难而益蕃，乃至未来之永续，端赖之也，自今以往岂可不后出转精乎？典籍既蜂出矣，余则有望于来者。

谨序。

第九届、十届全国人大常委会副委员长

许嘉璐

二〇一四年冬

王 序

中医学是中华民族在长期生产生活实践中，在与疾病作斗争中逐步形成并不断丰富发展的医学科学，是中国古代科学的瑰宝，为中华民族的繁衍昌盛作出了巨大贡献，对世界文明进步产生了积极影响。时至今日，中医学作为我国医学的特色和重要医药卫生资源，与西医学相互补充、相互促进、协调发展，共同担负着维护和促进人民健康的任务，已成为我国医药卫生事业的重要特征和显著优势。

中医药古籍在存世的中华古籍中占有相当重要的比重，不仅是中医学术传承数千年最为重要的知识载体，也是中医为中华民族繁衍昌盛发挥重要作用的历史见证。中医药典籍不仅承载着中医的学术经验，而且蕴含着中华民族优秀的思想文化，凝聚着中华民族的聪明智慧，是祖先留给我们的宝贵物质财富和精神财富。加强对中医药古籍的保护与利用，既是中医学发展的需要，也是传承中华文化的迫切要求，更是历史赋予我们的责任。

2010 年，国家中医药管理局启动了中医药古籍保护与利用能力建设项目。这既是传承中医药的重要工程，也是弘扬优秀民族文化的重要举措，不仅能够全面推进中医药的有效继承和创新发展，为维护人民健康做出贡献，也能够彰显中华民族的璀璨文化，为实现中华民族伟大复兴的中国梦作出贡献。

相信这项工作一定能造福当今，嘉惠后世，福泽绵长。

国家卫生和计划生育委员会副主任
国家中医药管理局局长
中华中医药学会会长

王国强

二〇一四年十二月

马 序

新中国成立以来，党和国家高度重视中医药事业发展，重视古籍的保护、整理和研究工作。自 1958 年始，国务院先后成立了三届古籍整理出版规划小组，分别由齐燕铭、李一氓、匡亚明担任组长，主持制订了《整理和出版古籍十年规划（1962—1972）》《古籍整理出版规划（1982—1990）》《中国古籍整理出版十年规划和"八五"计划（1991—2000）》等，而第三次规划中医药古籍整理即纳入其中。1982 年 9 月，卫生部下发《1982—1990 年中医古籍整理出版规划》，1983 年 1 月，中医古籍整理出版办公室正式成立，保证了中医古籍整理出版规划的实施。2002 年 2 月，《国家古籍整理出版"十五"（2001—2005）重点规划》经新闻出版署和全国古籍整理出版规划领导小组批准，颁布实施。其后，又陆续制定了国家古籍整理出版"十一五"和"十二五"重点规划。国家财政多次立项支持中国中医科学院开展针对性中医药古籍抢救保护工作，文化部在中国中医科学院图书馆专门设立全国唯一的行业古籍保护中心，国家先后投入中医药古籍保护专项经费超过 3000 万元，影印抢救濒危珍、善、孤本中医古籍 1640 余种，开展了海外中医古籍目录调研和孤本回归工作。2010 年，国家财政部、国家中医药管理局安排国家公共卫生专项资金，设立了"中医药古籍保护与利用能力建设项目"，这是继 1982～1986 年第一批、第二批重要中医药古籍整理之后的又一次大规模古籍整理工程，重点整理新中国成立后未曾出版的重要古籍，目标是形成并普及规范的通行本、传世本。

为保证项目的顺利实施，项目组特别成立了专家组，承担咨询和技术指导，以及古籍出版之前的审定工作。专家组中的许多成员虽逾古稀之年，但老骥伏枥，孜孜不倦，不仅对项目进行宏观指导和质量把关，更重要的是通过古籍整理，以老带新，言传身教，培养一批中医药古籍整理研究的后备人才，促进了中医药古籍保护和研究机构建设，全面提升了我国中医药古籍保护与利用能力。

作为项目组顾问之一，我深感中医药古籍保护、抢救与整理工作的重要性和紧迫性，也深知传承中医药古籍整理经验任重而道远。令人欣慰的是，在项目实施过程中，我看到了老中青三代的紧密衔接，看到了大家的坚持和努力，看到了年轻一代的成长。相信中医药古籍整理工作的将来会越来越好，中医药学的发展会越来越好。

欣喜之余，以是为序。

中国中医科学院研究员

马继兴

二〇一四年十二月

校注说明

《脉学辑要》三卷，日本著名汉医学家丹波元简（1755—1810）著。清代廖平称："古今论脉之书，其不背古而最为适用者，惟日本《脉学辑要》"（《脉学辑要评》）。该书在对医学史上有关脉学的资料进行认真鉴别和整理的基础上，先列各医家原文，逐条注释，细加钻研，虚心夷考，衡别是非，删繁节要，融会贯通，并附作者按语，论述精辟。

《脉学辑要》现存版本约 13 种。其中刊印最早，保存最好的是日本宽政七年（1795）江户万笈堂刊本（聿修堂藏板）。该本刻印精美，字迹清楚，满足善本的早、足、精的条件，因此选作本次整理的底本，另以清光绪十二年（1886）李氏芝轩校刊本（简称李氏芝轩本）为主校本，上海世界书局 1936 年《皇汉医学丛书》铅印本（简称《皇汉医学丛书》本）为参校本，同时参考其他相关脉学著作进行整理。具体校注原则如下。

1. 采用简体横排版式，加现代标点。

2. 凡底本中的异体字、俗写字，或笔画差错残缺，或明显笔误，均径改作正体字，一般不出注。古字，或改为通行简化字，不出校记；或保留古字，并出校说明今字。通假字一律保留，并出校记说明。该书某些名词术语用字与今通行者或有不同，如"脏腑"作"藏府"等，今一律改作通行者，不另出注。

3. 原书中的小字注释，用小字示之；对作者的按语，用不同于正文的字体示之。

4. 对个别冷僻字词加以注音和解释。

5. 底本卷中第 34 页错简，在本次校注中予以更正，不再出注解。

序

夫判阴阳表里于点按，断寒热虚实于分寸，洵①方技之切要，最所为难焉。故曰：脉者，医之大业也。今夫医士，孰不日诊百病，月处千方？而方②其诊病者，讯脉象如何，浮、沉、数、迟、大、小之外，鲜识别者。况于洪、大、软、弱、牢、革之差，茫不能答。或一状而众医异名，或殊形而混为同候，此其故何也？盖尝究之。从前脉书，叔和而降，支离散漫，殆无统纪。如元、明数家，乃不过因循陈编，缀缉成语，一二稽驳③伪诀之误也。寸、关、尺三部，配五脏六腑，《内经》、仲景未有明文，仓公虽间及此，其言暧昧，特《十八难》所论三部九候，诚诊家之大经大法也。然迨至叔和，始立左心、小肠、肝、胆、肾，右肺、大肠、脾胃、命门之说，王太仆、杨玄操遂奉之以释经文。由此以还，部位配当之论，各家异义，是非掊击④，动辄累数百言，可谓蛋中寻骨矣。如其迟脉为腹痛、为呕吐，微脉为白带、为淋沥之类，靡不书而载，此皆不徒无益于诊法，抑乖理迷人之甚⑤也。何则？已有此证，当诊其脉，以察其阴阳表里、虚实寒热，而为之处措，安可以万变之证预

---

① 洵：确实。

② 方：正在，当。

③ 一二稽驳：逐一争论驳斥错误。一二：逐一。稽驳：争论驳斥。

④ 掊（pǒu）击：抨击。

⑤ 抑乖理迷人之甚：然而违背常理（的东西）往往更（易）迷人（耳目）。抑：不过，然而。乖理：违背常理。

隶之于脉乎？呜呼！谬悠迂拘①之说，未有能排斥而甄②综者，宜世医之不讲斯学也。简不猜谫劣③，窃原本圣贤之远旨，纂辑诸家之要言，家庭所受，肤见所得，系之于后，编为一书，名曰《脉学辑要》。首以总说，次以各脉形象，又次以妇人、小儿，及怪脉，以昭于及门。芟套烂之芜④，汇众说之粹，虽未能如秦医诊晋侯⑤，淳于察才人⑥。于心中指下之玄理，或有攸⑦发悟也，则判阴阳表里，断虚实寒热者，正在于斯耶。许参军有言曰：脉之候，幽而难明；心之所得，口不能述。其以难为易，固存乎其人哉。

　　　　　　宽政七年乙卯岁春正月二十有七日丹波元简书

---

　　① 谬（miù 缪）悠迂拘：荒诞无稽，不知变通。谬悠：荒诞无稽。迂拘：迂腐执着，不知变通。

　　② 甄：审查，鉴别。

　　③ 简不猜谫（jiǎn 简）劣：我不顾忌（自己学问的）浅薄。此处为作者自谦语。简：作者丹波元简自称。猜：揣摩测度。谫劣：浅薄低劣。

　　④ 芟（shān 山）套烂之芜：删除套话重复的论述。芟：删除杂草。芜：丛生的杂草。

　　⑤ 秦医诊晋侯：语见《左传·成公十年》。谓秦医缓和诊晋侯曰："疾不可为也，在肓之上，膏之下，攻之不可，达之不及，药不至焉，不可为也。"以此说明缓和诊断之高超。

　　⑥ 淳于察才人：语见《史记·扁鹊仓公列传》。谓淳于意诊谓女子竖病重将死，王召视认为"不然"，次年春果死。

　　⑦ 攸：所。

目 录

卷上

总说 …………………… 一

卷中

浮 …………………… 一八
芤 …………………… 一九
滑 …………………… 二〇
洪 …………………… 二一
数 …………………… 二三
疾 …………………… 二五
促 …………………… 二六
弦 …………………… 二八
紧 …………………… 三〇
沉 …………………… 三一
伏 …………………… 三三
革 …………………… 三四
牢 …………………… 三五
实 …………………… 三五
微 …………………… 三六
涩 …………………… 三七
细 …………………… 四〇
软 …………………… 四一
弱 …………………… 四二

虚 …………………… 四三
散 …………………… 四四
缓 …………………… 四四
迟 …………………… 四五
结 …………………… 四七
代 …………………… 四九
动 …………………… 五二
长 …………………… 五三
短 …………………… 五四

卷下

妇人 …………………… 五七
小儿 …………………… 五九
怪脉 …………………… 六一
　弹石 …………………… 六一
　解索 …………………… 六一
　雀啄 …………………… 六一
　屋漏 …………………… 六二
　虾游 …………………… 六二
　鱼翔 …………………… 六三
　釜沸 …………………… 六三

校注后记 …………………… 六五

卷　上

总　说

朱奉议曰：凡初下指，先以中指端，按得关位，掌后高骨为关。乃齐下前后二指，为三部脉。前指寸口也，后指尺部也。若人臂长，乃疏下指，臂短则密下指。《活人书》

汪石山曰：揣①得高骨，压中指于高骨，以定关位；然后下前后两指，以取尺寸，不必拘一寸九分之说也。《脉诀刊误》附录

案：二说原于《脉经·分别三关境界脉候篇》。

杨仁斋曰：凡三部之脉，大约一寸九分，人之长者仅加之，而中人以下，多不及此分寸也。究其精微，关之部位，其肌肉隐隐而高，中取其关，而上下分之，则人虽长短不侔②，而三部之分，亦随其长短而自定矣。是必先按寸口，次及于关，又次及尺。每部下指，初则浮按消息之，次则中按消息之，又次则沉按消息之。浮以诊其腑，沉以诊其脏，中以诊其胃气。于是举指而上，复隐指而下，又复拶③相进退而消息之，心领意会，十得八九。然

---

① 揣（chuǎi）：量度。引申为估量、猜度。

② 侔（móu 眸）：齐等。

③ 拶（zā 匝）：压紧。

后三指齐按，候其前后往来，接续间断何如耳。《察脉真经》

徐春甫曰：脉有三部，曰寸，曰关，曰尺。寸部法天，关部法人，尺部法地。寸部候上，自胸心、肺、咽喉、头目之有疾也；关部候中，自胸膈以下，至小腹之有疾也，脾、胃、肝、胆皆在中也；尺部候下，自少腹、腰、肾、膝、胻①、足之有疾也，大肠、小肠、膀胱皆在下也。皆《内经》所谓上以候上，下以候下，而理势之所不容间也，其候岂不易验哉。《古今医统》

案：此《十八难》三部上、中、下诊候之法也。盖考《内经》有寸口、气口之名，而无并关、尺为三部之义。《难经》昉②立关、尺之目，而无左右腑脏分配之说。其有左右腑脏分配之说，始于王叔和焉。《十八难》所谓三部四经，未必以左右定十二经之谓，只其言太简，不可解了。故左右部位挨配之说，诸家纷然，互为诋讼，要之凿空耳。三焦者，有名无状，所隶甚广，岂有以一寸部候之之理乎？小肠居下焦，假令与心为表里，岂有属诸寸位候于上部之理乎？三部四经，全可解了，其言如此，不可以为准也。《脉要精微论》尺内两傍季胁也一节，乃循尺肤之法。注家遂取《难经》寸、关、尺之部位及三部四经之义，并用叔和左右分配之说以解释之，后贤奉为诊家之枢

---

① 胻（héng 恒）：小腿。
② 昉（fǎng 访）：开始。

要，亦何不思之甚也。矧①左为人迎、右为气口之类，率皆无稽之谈，不可凭也。详《伤寒论》言脉者，曰三部，曰寸口，曰关上，曰尺中，曰尺寸，曰阴阳，未有言左右者，乃与《难经》三部上、中、下诊候之法符矣。夫仲景为医家万世之师表，孰不遵依其训乎？王叔和于《分别三关境界脉候篇》则云：寸主射上焦，出头及皮毛竟手；关主射中焦，腹及腰；尺主射下焦，少腹及足。此叔和别发一义者，乃《十八难》三部诊法，而仲景所主也。今诊病者，上部有疾应见于寸口，中部有疾应见于关上，下部有疾应见于尺中，此其最的②实明验者。春甫之言，信为不诬焉。鹤皋吴氏《脉语》亦揭此诊法云，正与《素问》以脉之上、中、下三部诊人身之上、中、下三部，其理若合符节。然学者其可离经以徇③俗乎哉？可以为知言而已。

《难经》原文无左右字面，后人却添此二字立说，竟失古义矣。

王士亨④曰：说脉之法，其要有三：曰人迎，在喉结两傍，取之应指而动，此部法天也。二曰三部，谓寸、关、尺，在腕上侧有骨稍高曰高骨。先以中指按骨，搭指面落处谓之关，前指为寸部，后指为尺部。尺、寸以分阴阳，阳降阴升，通度由关以出入，故谓之关，此部法人。

---

① 矧（shěn 审）：况。
② 的（dí 敌）：确实。
③ 徇（xún 旬）：顺从。
④ 王士亨：明代著名医家。陕西渭南石泉里人，精通《素问》《难经》。

三曰趺阳，在足面系鞋之所，按之应指而动者，是也，此部法地。三者皆气之出入要会，所以能决吉凶死生。凡三处大小迟速，相应齐等，则为无病之人。故曰人迎趺阳，三部不参，动数发息，不满五十，未知生死。所以三者，决死生之要也。《全生指迷方》

案：此三部诊法，本于仲景序语所立，为诊家之章程矣。尝验人迎脉恒大于两手寸口脉数倍，未见相应齐等者。何梦瑶曰：人迎脉恒大于两手寸脉，从无寸口反大于人迎者。是言信然。

滑伯仁曰：凡诊脉之道，先须调平自己气息，男左女右，先以中指定得关位，却齐下前后二指。初轻按以消息之，次中按消息之。然后自寸、关至尺，逐部寻究，一呼一吸之间，要以脉行四至为率，闰以太息，脉五至为平脉也。其有太过不及，则为病脉，看在何部，各以其脉断之。《诊家枢要》

又曰：三部之内，大小浮沉，迟数同等，尺寸阴阳，高下相符，男女左右，强弱相应，四时之脉不相戾①，命曰平人。其或一部之内，独大独小，偏迟偏疾，左右强弱相反，四时男女之相背，皆病脉也。凡病之见在上曰上病，在下曰下病，左曰左病，右曰右病也。

又曰：持脉之要有三：曰举，曰按，曰寻。轻手循之

---

① 戾（lì 利）：乖张；暴戾。引申为违反。

曰举，重手取之曰按，不轻不重，委曲求之曰寻。初持脉轻手候之，脉见皮肤之间者阳也，腑也，亦心肺之应也；重手得之，脉附于肉下者阴也，脏也，亦肝肾之应也；不轻不重，中而取之，其脉应于血肉之间者，阴阳相适，中和之应，脾胃之候也。若沉中沉之不见，则委曲而求之，若隐若见，则阴阳伏匿之脉也。三部皆然。

汪石山曰：按消息谓详细审察也。推谓以指挪移于部之上下而诊之，以脉有长短之类也。又以指那移于部之内外而诊之，以脉有双弦、单弦之类也。又以指推开其筋而诊之，以脉有沉伏、止绝之类也。

案：《脉经》云：以意消息，进退举按之。《脉要精微》云，推而外之云云。石山释消息及推字者，本此也。

吴山甫曰：东垣著《此事难知》谓脉贵有神。有神者有力也，虽六数七极、三迟二败犹生，此得诊家精一之旨也。节庵《辨伤寒脉法》以脉来有力为阳证，沉微无力为阴证，此发伤寒家之矇瞀①也。杜清碧《诊论》曰：浮而有力为风，无力为虚；沉而有力为积，无力为气；迟而有力为痛，无力为冷；数而有力为热，无力为疮。各于其部见之，此得诊家之领要也。《脉语》

孙光裕②曰：愚按有力，亦不足以状其神。夫所谓神，滋生胃气之神也。于浮、沉、迟、数之中，有一段冲和神

① 矇瞀（méng gǔ 蒙古）：昏暗不明。
② 孙光裕：明代禹航（今浙江余杭区）人。著有《太初脉辨》二卷。

卷上

五

气，不疾不徐，虽病无虞。以百病四时，皆以胃气为本是也。蔡氏[1]曰：凡脉不大不小，不长不短，不浮不沉，不涩不滑，应手中和，意思欣欣，难以名状者，为胃气。《素问》曰得神者昌、失神者亡以此。《太初脉辨》

滑伯仁曰：察脉须识上、下、来、去、至、止六字，不明此六字，则阴阳虚实不别也。上者为阳，来者为阳，至者为阳；下者为阴，去者为阴，止者为阴也。上者，自尺部上于寸口，阳生于阴也；下者，自寸口下于尺部，阴生于阳也；来者，自骨肉之分，而出于皮肤之际，气之升也；去者，自皮肤之际，而还于骨肉之分，气之降也；应曰至，息曰止也。

又曰：诊脉须要先识时脉、胃脉，与腑脏平脉，然后及于病脉。时脉，谓春三月，六部中带弦，夏三月俱带洪，秋三月俱带浮，冬三月俱带沉。胃脉，谓中按得之，脉和缓。腑脏平脉，心脉浮大而散，肺脉浮涩而短，肝脉弦而长，脾脉缓而大，肾脉沉而软滑。凡人腑脏脉既平，胃脉和，又应时脉，乃无病者也，反此为病。腑脏部位，滑氏原《五难》菽法为说。详见《枢要》，今不繁引。

案：腑脏平脉，非指下可辨，盖胃者五脏六腑之大源也。胃脉和平，正知腑脏之和平，即是应手中和者，不必逐部寻究也。

---

[1] 蔡氏：即蔡元定（1135—1198）。字季通，世称西山先生。宋代建阳（今福建建阳县）人。著有《蔡氏脉经》一卷。

陈远公①曰：看脉须看有神无神，实是秘诀。而有神无神，何以别之？无论浮、沉、迟、数，涩、滑、大、小之各脉，按指之下，若有条理，先后秩然不乱者，此有神之至也。若按指而充然有力者，有神之次也。其余按指而微微鼓动者，亦谓有神。倘按之而散乱者，或有或无者；或来有力，而去无力者；或轻按有，而重按绝无者；或时而续，时而断者；或欲续而不能，或欲接而不得；或沉细之中，倏②有依稀之状；或洪大之内，忽有飘渺之形，皆是无神之脉。脉至无神，即为可畏，当用大补之剂，急救之。倘因循等待，必变为死脉，而后救之晚矣。《辨证录》

又曰：平脉者，言各脉之得其平也。如浮不甚浮，沉不甚沉，迟不甚迟，数不甚数耳。人现平脉，多是胃气之全也。胃气无伤，又宁有疾病哉？此脉之所以贵得平耳。

王士亨曰：人生所禀气血有变，故脉亦异常。有偏大、偏小者，或一部之位无脉者，或转移在他处者，其形或如蛇行、雀啄、乱丝，如旋转于指下者，或有受气自然者，或有因惊恐大病忧患，精神离散，遂致转移而不守也。此阴阳变化不测，不可以理推，若不因是，而得此脉者，非寿脉也。

祝茹穹③曰：人一身以胃为主，一阳之气升于上，中

---

① 陈远公：即陈士铎。字敬之，号远公。清代山阴县人。著有《石室秘录》六卷，《辨证录》十四卷。

② 倏（shū 书）：忽然。

③ 祝茹穹：清初医家，龙丘（今浙江衢州）人。撰《心医集》二卷。

实非生物。其在脉中，难取形状。诊脉者，指下按之，浑浑缓缓，无形之可拟者，为平脉也。但觉有形，便是六淫阻滞，便是病脉耳。《心医集》

何梦瑶曰：四时之升降、动静，发敛、伸缩相为对待者也。极于二至，平于二分。故脉子月极沉，午月极浮，至卯酉而平。观经文谓秋脉中衡，又谓夏脉在肤，秋脉下肤，冬脉在骨，则秋之不当以浮可言，可知也。特以肺位至高，其脉浮，秋金配肺，故示言浮耳。夫秋初之脉，仍带夏象，言浮犹可，若于酉戌之月，仍求浮脉，不亦惑乎？夫于春言长滑，则于秋言短涩可知；于冬言沉实，则于夏言浮虚可知。书不尽言，言不尽意，是在读者之领会耳。《医碥》

案：平脉不一，所谓不缓不急，不涩不滑，不长不短，不低不昂，不纵不横，此形象之平也。一息五至，息数之平也。弦、石，四时之平也。而人之禀赋不同，脉亦不一其形。此乃禀受之平也。吾家君有《平脉考》一书，尝详及此云。

董西园①曰：脉者血之府也。血充脉中，缘气流行，肢体百骸，无所不到，故为气血之先机，凭此可以察气血之盛衰。疾病未形，病先昭著，故云先机。所谓脉者，即经脉也。若专以经为脉，则反遗言气血，但言血则遗气，

---

① 董西园：字魏如，清代钱塘县人。著有《医级》。

但言气则遗血，故以脉明之。凡邪正虚实寒热，凭此可推而得焉。《医级》

又曰：瘦者肌肉薄，其脉轻手可得，应如浮状；肥者肌肉丰，其脉重按乃见，当如沉类，反者必病。浮、大、动、数、滑，阳也。人无疾病，六部见此，谓之六阳脉，非病脉也。其人禀气必厚，多阳少阴，病则多火。沉、弱、涩、弦、微，阴也。人无所苦，六部皆然，谓之六阴脉。其人禀气清平，多阴少阳，病则多寒。但六阴六阳之脉不多见，偏见而不全见者多有之。

吴幼清曰：五脏六腑之经，分布手与足，凡十二脉。鱼际下寸内九分，尺内七分者，手太阴肺经之一脉也。医者于左右寸、关、尺，辄名之曰此心脉，此脾脉，此肝脉，此肾脉，非也。手三部皆肺脏，而分其部位，以候他脏之气焉耳。其说见于《素问·脉要精微论》。而其所以然之故，则秦越人《八十一难》之首章发明至矣。是何也？脉者，血之流派，气使然也。肺居五脏之上，气所出入之门户也。脉行始肺终肝，而复会于肺，故其经穴，名曰气口，而为脉之大会，一身之气，必于是占焉。《吴文定公集·赠邵志可序》

何梦瑶曰：脉之形体，长而且圆，如以水贯葱叶中，有长有短，有大有小，有虚有实，有缓有急。脉之行动，如以气鼓葱叶中之水，使之流动也，有浮有沉，有迟有数，有涩有滑。

柳贯①曰：古以动数候脉，是吃紧语，须候五十动，乃知五脏缺失。今人指到腕骨，即云见了。夫五十动，岂弹指间事耶？故学者当诊脉问证，听声观色，斯备四诊而无失。《道传集》《濒湖脉学》引

汪石山曰：《脉经》云：浮，为风，为虚，为气，为呕，为厥，为痞，为胀，为满不食，为热，为内结等类，所主不一，数十余病。假使诊得浮脉，彼将断其为何病耶？苟不兼之以望、闻、问，而欲的知其为何病，吾谓戛戛乎②其难矣。古人以切居望、闻、问之后，则是望、闻、问之间已得其病情，不过再诊其脉，看病应与不应也。若病与脉应，则吉而易医；脉与病反，则凶而难治。以脉参病，意盖如此，曷③尝以诊脉知病为贵哉？夫《脉经》一书，拳拳示人以诊法，而开卷入首便言观形察色，彼此参伍，以决死生，可见望、闻、问、切，医之不可缺一也，岂得而偏废乎？

张景岳曰：脉者血气之神，邪正之鉴也。有诸中必形诸外，故血气盛者脉必盛，血气衰者脉必衰。无病者脉必正，有病者脉必乖。矧人之疾病，无过表、里、寒、热、虚、实，只此六字，业已尽之。然六者之中，又惟虚、实二字为最要，盖凡以表证、里证，寒证、热证，无不皆有

① 柳贯（1270—1342）：元代文学家。字道传，自号乌蜀山人，婺州浦江（今属兰溪横溪）人，博学多通。

② 戛戛乎：困难貌。

③ 曷：何时。

虚实。既能知表、里、寒、热，而复能以虚、实二字决之，则千病万病，可以一贯矣。且治病之法，无逾攻补；用攻用补，无逾虚实；欲察虚实，无逾脉息。虽脉有二十四名，主病各异，然一脉能兼诸病，一病亦能兼诸脉，其中隐微，大有玄秘，正以诸脉中，亦皆虚实之变耳。言脉至此，有神存矣，倘不知要，而泛焉求迹，则毫厘千里，必多迷误。故予特表此义，有如洪涛巨浪中，则在乎牢执柁①杆，而病值危难处，则在乎专辨虚实。虚实得真，则标本阴阳，万无一失。其或脉有疑似，又必兼证兼理，以察其孰客孰主，孰缓孰急，能知本末先后，是即神之至也。《脉神章》

又曰：据脉法所言，凡浮为在表，沉为在里，数为多热，迟为多寒，弦、强为实，微、细为虚，是固然矣。然疑似中，尤有真辨，此其关系非小，不可不察也。如浮虽属表，而凡阴虚血少，中气亏损者，必浮而无力，是浮不可以概言表；沉虽属里，而凡表邪初感之深者，寒束皮毛，脉不能达，亦必沉紧，是沉不可以概言里。数为热，而真热者未必数，凡虚损之证，阴阳俱困，气血张皇，虚甚者数必甚，是数不可以概言热；迟虽为寒，凡伤寒初退，余热未清，脉多迟滑，是迟不可以概言寒。弦、强类实，而真阴胃气大亏，及阴阳关格等证，脉必豁大而弦

---

① 柁：同"舵"。

健，是强不可以概言实；微、细类虚，而凡痛极气闭，营卫壅滞不通者，脉必伏匿，是伏不可以概言虚。由此推之，则不止是也。凡诸脉中皆有疑似，皆有真辨，诊能及此，其必得鸢鱼①之学者乎？不易言也。

又曰：治病之法，有当舍证从脉者，有当舍脉从证者，何也？盖证有真假，脉亦有真假。凡见脉证有不相合者，则必有一真一假隐乎其中矣。故有以阳证见阴脉者，有以阴证见阳脉者，有以虚证见实脉者，有以实证见虚脉者，此阴彼阳，此虚彼实，将何从乎？病而遇此，最难下手，最易差错，不有真见，必致杀人。矧今人只知见在，不识隐微，凡遇证之实而脉之虚者，必直攻其证，而忘其脉之真虚也；或遇脉之弦大而证之虚者，亦必直攻其脉，而忘其证之无实也。此其故正以似虚似实，疑本难明，当舍当从，孰知其要？医有迷途，莫此为甚，余尝熟察之矣。大都证实脉虚者，必其证为假实也；脉实证虚者，必其脉为假实也。何以见之？如外虽烦热，而脉见微弱者，必火虚也；腹虽胀满，而脉见微弱者，必胃虚也。虚火虚胀，其堪攻乎？此宜从脉之虚，不从证之实也。其有本无烦热，而脉见洪数者，非火邪也；本无胀滞，而脉见弦强者，非内实也。无热无胀，其堪泻乎？此宜从证之虚，不从脉之实也。凡此之类，但言假实，不言假虚，果何意

---

① 鸢（yuān 渊）鱼：即鸢飞鱼跃，谓万物各得其所。鸢，老鹰。《诗·大雅·旱麓》："鸢飞戾天，鱼跃于渊。"

也？盖实有假实，虚无假虚。假实者病多变幻，此其所以有假也；假虚者，亏损既露，所以无假也。大凡脉证不合者，中必有奸，必先察其虚，以求根本，庶乎无误，此诚不易之要法也。

又曰：真实假虚之候，非曰必无。如寒邪内伤，或食停气滞，而心腹急痛，以致脉道沉伏，或促或结一证，此以邪闭经络而然。脉虽若虚，而必有痛胀等证可据者，是诚假虚之脉，本非虚也。又若四肢厥逆，或恶风怯寒，而脉见滑数一证，此由热极生寒，外虽若虚，而内有烦热便结等证可据者，是诚假虚之病，本非虚也。大抵假虚之证，只此二条。若有是实脉，而无是实证，即假实脉也；有是实证，而无是实脉，即假实证也。知假知真，即知所从舍矣。

又曰：又有从脉从证之法，乃以病有轻重为言也。如病本轻浅，别无危候者，因见在以治其标，自无不可，此从证也。若病关脏器，稍见疑难，则必须详辨虚实，凭脉下药，方为切当。所以轻者从证，十惟一二；重者从脉，十当八九，此脉之关系非浅也。虽曰脉有真假，而实由人见之不真耳。脉亦何从假哉？

陈士铎曰：脉有阴、阳之不同。王叔和分七表、八里，似乎切脉分明，不知无一脉无阴阳，非浮为阳而沉为阴，迟为阴而数为阳也。阴中有阳，阳中有阴，于中消息，全在临证时察之，心可意会，非笔墨能绘画耳。

董西园曰：浮为表证，法当表汗，此其常也，然亦有宜下者。仲景云：若脉浮大，心下硬，有热，属脏者攻之，不令发汗者是也。脉沉属里，治宜从下。而亦有宜汗者，如少阴病始得之，反发热而脉沉者，麻黄附子细辛汤微汗之是也。脉促为阳盛，当用葛根芩连清之矣。若促而厥冷者，为虚脱，非灸非温不可。此又非促为阳盛之脉也。脉迟为寒，当用姜、附温之矣。若阳明脉迟，不恶寒，身体濈濈汗出，则用大承气汤。此又非迟为阴寒之脉矣。四者皆从证，不从脉也。至若从脉舍证之治，如表证宜汗，此常法也。仲景曰：病发热头痛而脉反沉，身体疼痛者，当先救里，用四逆汤，此从脉沉为治也。此条若无头疼，乃可竟从里治，否则尚宜斟酌。里实用下，此常法也。如日晡发热者，属阳明。若脉浮虚者，宜法汗，用桂枝汤。此从脉浮为治也。结胸证具，自当以大小陷胸治之矣。若脉浮大者不可陷，陷之则死。是宜从脉证，而酌解之也。身疼痛者，当以桂枝发之。若尺中迟者，不可汗，以营血不足故也。是宜从脉而调其营矣。此四者，从脉不从证也。

朱丹溪曰：凡看脉，如得恶脉，当覆手取。如与正取同，乃元气绝，必难治矣。如与正取不同，乃阴阳错综，未必死。《丹溪纂要》

高武曰：人或有寸、关、尺三部脉不见，自列缺至阳溪脉见者，俗谓之反关脉。此经脉虚，而络脉满，《千金翼》谓阳脉逆，反大于寸口三倍。叔和尚未之及，而况高阳生哉《针灸聚英》? 案：所引《千金翼》，今无考。虞天民曰：此地天交泰，生成无病之脉耳。学者可不载晓欤?《医学正传》张路玉曰：脉之反关者，皆由脉道阻碍，故易位而见，自不能条畅如平常之脉也。有一手反关者，有两手反关者，有从关斜走至寸而反关者，有反于内侧近大陵而上者，有六部原如丝，而阳溪、列缺别有一脉大于正位者，亦有诸部皆细小不振，中有一粒如珠者，此经脉阻结于其处之状也。《诊宗三昧》

案：《至真要论》云：诸不应者，反其诊则见矣。王启玄注曰：不应者，皆为脉沉。脉沉下者，仰手而沉，覆其手则沉为浮，细为大也。陶节庵云：病人若平素原无正取脉，须用覆手取之，脉必见也，此属反关脉。诊法与正取法同。若平素正取有脉，后因病诊之无脉者，亦当覆手取之。取之而脉出者，阴阳错乱也，宜和合阴阳。如覆取正取，俱无脉者必死矣。此为良法。王、陶所说，今验之，极如其言。脉伏甚者，亦当以此法诊得焉。

《医学纲目》载：开宝寺僧，衣钵甚厚，常施惠于人，孙兆重之与往还。一日，谓孙曰：某有一事，于翁约赏罚为戏，可否? 孙曰：如何为赏罚? 僧曰：若诊吾脉，若知某病，赏三十千为一筵；若不中，罚十千归小僧。孙曰：诺。与之诊。左手无脉，右手有脉，遂寻左手之脉，乃转左臂上，动摇如常。孙曰：此异脉也，医书不载。脉行常道，岂有移易之理？往昔少年为惊扑，震动心神，脉脱旧道，乍移臂外，复遇惊扑，不能再归，年岁长大，气血已定，不能复移，目下无病尔。僧曰：某襁褓而扑背几死，固宜脉失所。某亦平生无病，亦不曾诊脉，闻公神医试验之，果神医也。按：此疑因惊扑为反关之脉者，世亦间有焉。姑附于斯。

董西园曰：老者气血已衰，脉宜衰弱，过旺则病。若脉盛而不躁，健饭如常，此禀之厚，寿之征也。若强而躁疾，则为孤阳。少壮者脉宜充实，弱则多病。谓其气血日盈之年而得此，不足故也。若脉体小而和缓，三部相等，此禀之静，养之定也。惟细而劲急者，则为不吉。故执脉审证者，一成之矩也；随人变通者，圆机之义也。肥盛之人，气盛于外，而肌肉丰厚，其脉多洪而沉；瘦小之人，气急于中，肌肉浅薄，其脉多数而浮。酒后之脉必数，食后之脉常洪，远行之脉必疾，久饥之脉必空。孩提襁褓，脉数为常也。

叶文龄[①]曰：《脉经》云：性急人脉躁，性缓人脉静。夫脉乃气血之运，而行于呼吸者也。血禀偏胜，必多缓，阴之静也；气禀偏胜，必多急，阳之躁也。以此只可论人之气血，孰为不足，不可以性情，而谓躁静者也。《医学统旨》

陈无择曰：经云：常以平旦阴气未动，阳气未散，饮

---

① 叶文龄：明代医家。字德征，号石峰子，仁和（今浙江杭州）人。著有《医学统旨》。

食未进，经脉未盛，络脉调匀，乃可诊有过之脉。或有作为，当停宁食顷，俟①定乃诊，师亦如之。释曰：停宁俟定，即不拘于平旦，况仓卒病生，岂待平旦？学者知之。《三因方》

徐春甫曰：无脉之候，所因不一。久病无脉，气绝者死；暴病无脉，气郁可治。伤寒头风，痰积经闭，忧惊折伤，关格吐利，气运不应，斯皆勿忌。

沈朗仲②曰：久病服药后，六脉俱和。偶一日诊，或数或细，或虚弱，或变怪异常，即当细问起居之故。或因一夜不睡而变者，或因劳役恼怒，或因感冒风寒，各随其所感而治之。《病机汇编》

---

① 俟（sì 四）：等待。
② 沈朗仲：即沈颋。字郎仲，明末江苏吴县人。著有《病机汇论》十八卷。上文中尾注云"病机汇编"，疑为笔误。

卷 中

浮

《十八难》曰：浮者，脉在肉上行也。

滑伯仁曰：浮，不沉也。按之不足，轻举有余，满指浮上，曰浮。《诊家枢要》

张介宾曰：大都浮而有力有神者，为阳有余，阳有余则火必随之。或痰见于中，或气壅于上，可类推也。浮而无力，空豁者，为阴不足，阴不足则水亏之候，或血不营心，或精不化气，中虚可知也。若以此等为表证，则害莫大矣。其有浮大弦硬之极甚，至四倍以上者，《内经》谓之关格。此非有神之谓，乃真阴虚极，而阳亢无根，大凶之兆也。

张路玉曰：浮脉者，下指即显浮象，按之稍减而不空，举之泛泛而流利，不似虚脉之按之不振，芤脉之寻之中空，濡脉之绵软无力也。浮为经络肌表之应，良由邪袭三阳经中，鼓搏脉气于外，所以应指浮满也。故凡浮脉主病，皆属于表，但须指下有力，即属有余客邪。其太阳本经，风寒营卫之辨，全以浮缓、浮紧分别，而为处治。其有寸关俱浮，尺中迟弱者，营气不足，血少之故。见太阳一经，咸以浮为本脉，一部不逮，虚实悬殊。亦有六脉浮迟，而表热里寒，下利清谷者，虽始病有热，可验太阳，其治与少阴之虚阳发露不异。凡病久而脉反浮者，此中气亏乏，不能内守也。若浮而按之渐衰，不能无假象发见之虞。又杂证之脉浮者，皆为风象。如类中、风痹之脉浮，喘咳、痞满之脉浮，烦瞑、衄血之脉浮，风水、皮水之脉浮，消瘅、便血之脉浮，泄泻脓血之脉浮。如上种种，或与证相符，或与证乖互，咸可治疗。虽《内经》有肠澼下白沫，脉沉则生，脉浮则死之例，然初起多有浮脉，可用升散而愈。当知阴病见阳脉者生，非若沉细虚微之反见狂妄躁渴，难于图治。《医通》

芤

王士亨曰：芤脉之状，如浮而大，于指面之下中断。

张三锡曰：芤，草名，其叶类葱而中空，指下浮大而无力者是也。亡血阴虚，阳气浮散之象也。血为气配，阴血既伤，阳无所附，故有此脉，诸失血过多及产后多见。《四诊法》

刘三点[①]曰：芤，浮而无力。《理玄秘要》

张介宾曰：浮大中空，按如葱管，芤，为孤阳脱阴之候。为失血脱血，为气无所归，为阳无所附。芤虽阳脉，

---

① 刘三点：字立之，又号复真先生。南宋南康（今江西南康市）人。著有《复真刘三点脉诀》《脉诀理玄秘要》《太素脉诀》《医林阐微》《伤寒直格》《方脉举要》等书。

而阳实无根，总属大虚之候。

案：芤脉，考古今诸说，大抵有三义。有谓浮大而软，按之成两条，中间空者，王叔和、崔嘉彦所说是也；有谓浮沉有力，中取无力者，李士材、张路玉所说是也；有谓浮而按之无力者，王士亨、张三锡所说是也。《内经》无芤脉。考诸仲景书，曰脉弦而大，弦则为减，大则为芤，减则为寒，芤则为虚。又曰：脉浮而紧，按之反芤，此为本虚。又曰：脉浮而芤，浮为阳，芤为阴。又曰：跌阳脉浮而芤，浮者卫气衰，芤者营气伤。此皆浮而无根之谓，而非谓他之体状也。浮沉有，而中取无者，董西园、黄韫兮①尝辨无其脉，极是矣。其按之中央空为两条者，即是双弦之脉，于常患痕聚人间见之耳。《巢源·积聚候》：诊得心脉沉而芤，时上下无常处。此盖以中央空而两边有为义者。周礼②《医圣阶梯》云：先君菊潭翁尝曰：吾老医也，从来不见芤脉。此盖眩于诸家谬说，而不求诸古经故也。

滑

孙思邈曰：按之如动珠子，名曰滑。滑，阳也。《千金翼》

滑伯仁曰：滑，不涩也。往来流利，如盘走珠。

---

① 黄韫兮：清代江西吉水县人。著有《脉确》。
② 周礼：字德恭，号半同，晚号梅屋老人，世称静轩先生。明代浙江归安县人。著有《医圣阶梯》。

张介宾曰：往来流利，如盘走珠，凡洪大芤实之属，皆其类也，乃气实血壅之候。为痰逆，为食滞，为呕吐，为满闷。滑大、滑数，为内热，上为心、肺、头目、咽喉之热，下为小肠、膀胱、二便之热。妇人脉滑数而经断者，为有孕。若平人脉滑而和缓，此自荣卫充实之佳兆。若过于滑大，则为邪热之病。又凡病虚损者，多有弦滑之脉，此阴虚然也。泻利者亦多弦滑之脉，此脾、肾受伤也，不得通以火论。

案：《伤寒论》以滑为热实之脉。曰：脉反滑，当有所去，下之乃愈。曰：脉滑而疾者，小承气汤主之。曰：脉浮滑，此表有热，里有寒。曰：脉滑而厥者，里有热也。曰：脉滑而数者，有宿食也。此皆为阳盛热实之候。然虚家有反见滑脉者，乃是元气外泄之候。学者可不细心体认哉。

洪

严三点①曰：洪，如春潮之初至，按之愵愵然《脉法微旨》。案：字书，愵、懰同，怨也，于义难叶②，当是溜溜之讹。

吴山甫曰：洪，犹洪水之洪，脉来大而鼓也。若不鼓，则脉形虽阔大，不足以言洪。如江河之大，若无波涛

---

① 严三点：南宋医生，佚名，三点为别号。江西良医。传其诊脉时以三指稍事点触，即能知六脉之所病，故以三点名之。撰有《脉法撮要》一卷，已佚。

② 叶（xié 胁）：通"协"。相合。王充《论衡·齐世》："叶和万国。"

汹涌，不得谓之洪。

张介宾曰：洪，大而实也，举、按皆有余。洪脉为阳，凡浮芤实大之属，皆其类也。为血气燔灼，大热之候。浮、洪为表热，沉、洪为里热。此阳实阴虚，气实血虚之候。若洪大至极，甚至四倍以上者，是即阴阳离绝，关格之脉也，不可治。

张路玉曰：洪脉者，既大且数，指下累累如连珠，如循琅玕①，不似实脉之举按逼逼②，滑脉之软滑流利也。洪，为火气燔灼之候。仲景有服桂枝汤，大汗出，大烦渴不解，脉洪，为温病。又屡下而热势不解，脉洪不减，谓之坏病，多不可救。洪，为阳气满溢，阴气垂绝之脉，故蔼蔼③如车盖者，为阳结。脉浮而洪，身汗如油，为肺绝。即杂病脉洪，皆火气亢甚之兆。若病后久虚，虚劳失血，泄泻脱元，而见洪盛之脉，尤非所宜。惟惛④浊下贱，脉多洪实，又不当以实热论也。

董西园曰：洪，火象也。其形盛而且大，象夏之旺气，火脉也。若以浮大有力为洪脉，则沉而盛大者，将非洪脉乎？故脉见盛大，即当以洪脉论也。

案：滑氏以来，以钩、洪为一脉。予谓洪以广而言，钩以来去而言，虽俱属于夏脉，不能无异，当考《素》

---

① 琅玕（láng gān 郎干）：美石。
② 逼逼：指饱满貌。
③ 蔼蔼：形容树木茂盛。
④ 惛（hūn 昏）：糊涂。

《难》之文。张路玉特有洪、钩似同，而实不类之说，而其言含糊不明。又案：《脉经》一说，并孙思邈，及近代何梦瑶辈，皆以浮大为洪脉，故董氏辨之是也。

数附疾

王叔和曰：数，脉去来促急。一曰：一息六七至。一曰：数者，进之名。

吴山甫曰：数，医者一呼一吸，病者脉来六至曰数；若七至、八至，则又数也；九至、十至、十一至、十二至，则数之极矣。七至曰甚，八至已为难治，九至以上皆为不治。若婴儿纯阳之气，则七至、八至，又其常也，不在大人之例。

徐春甫曰：沉数有力，实火内烁；沉数无力，虚劳为恶。杂病初逢，多宜补药。病退数存，未足为乐；数退证危，真元以脱。数按不鼓，虚寒相搏。微数禁灸。洪数为火。数候多凶，匀健犹可。

张介宾曰：五至、六至以上，凡急、疾、紧、促之属，皆其类也。为寒热，为虚劳，为外邪，为痈疡。滑数、洪数者多热，涩数、细数者多寒。暴数者多外邪，久数者必虚损。数脉有阴有阳，今后世相传，皆以数为热脉。及详考《内经》则但曰：诸急者多寒，缓者多热，滑者阳气盛，微有热。曰粗大者，阴不足阳有余，为热中也。曰缓而滑者，曰热中。舍此之外，则并无以数言热者。而迟冷、数热之说，乃始自《难经》，云数则为热，迟则为寒。今举世所宗，皆此说也。不知数热之说，大有谬误，何以见之？盖自余历验以来，凡见内热伏火等证，脉反不数，而惟洪滑有力，如经文所言者是也。

薛慎斋曰：人知数为热，不知沉细中见数为寒甚。真阴寒证，脉常有一息七、八至者，但按之无力而数耳。宜深察之。《伤寒后条辨》

汪石山曰：大凡病见数脉，多难治疗。病久脉数，尤非所宜。《医按》

萧万兴曰：数按不鼓，则为虚寒相搏之脉；数大而虚，则为精血销①竭之脉。细疾如数，阴燥似阳之候也；沉弦细数，虚劳垂死之期也。盖数本属热，而真阴亏损之脉，亦必急数。然愈数则愈虚，愈虚则愈数，此而一差，生死反掌。《轩岐救正论》

张路玉曰：数脉者，呼吸定息，六至以上，而应指急数，不似滑脉之往来流利，动脉之厥厥动摇，疾脉之过于急疾也。数为阳盛阴亏，热邪流薄于经络之象，所以脉道数盛，火性善动而躁急。故伤寒以烦躁脉数者为传，脉静者为不传，有火、无火之分也。人见脉数，悉以为热，不知亦有胃虚，及阴盛拒阳者。若数而浮大，按之无力，寸口脉细数者，虚也。

---

① 销：耗尽。

疾

滑伯仁曰：疾，盛也。快于数而疾，呼吸之间，脉七至，热极之脉也。

李士材曰：六至以上脉有两种，或名曰疾，或名曰极，总是急速之形，数之极也。是惟伤寒热极，及劳瘵虚惫人，方见此脉。阴髓下竭，阳光上亢，有日无月，可与之决死期矣。必至喘促声嘶，仅呼吸于胸中数寸之间，而不能达于根蒂，真阴极于下，孤阳亢于上，而气之短已极矣。一息八至之候，则气已欲脱，而犹冀以草木生之，何怪其不相及？《诊家正眼》

张路玉曰：疾脉，有阴阳、寒热、真假之异。如疾而按之益坚，乃亢阳无制，真阴垂绝之候；若疾而按之不鼓，又为阴邪暴虐，虚阳发露之征。尝考先辈治按，有伤寒面赤、目赤，烦渴引饮而不能咽，东垣以姜、附、人参汗之而愈。又伤寒畜热内盛，阳厥极深，脉疾至七八至以上，人皆误认阴毒，守真以黄连解毒治之而安。斯皆证治之明验也。惟疾而不躁，按之稍缓，方为热证之正脉。脉法所谓疾而洪大，苦烦满；疾而沉细，腹中痛；疾而不大不小，虽困可治；其有大小者，难治也。至若脉至如喘，脉至如数，得之暴厥、暴惊者，待其气复自平。迨①夫脉

---

① 迨（dài 待）：等到。

至浮合，一息十至以上，较之六数、七疾、八极更甚，得非虚阳外骛①之兆乎？

案：疾者，乃数之甚也，故《脉经》《脉诀》并不别举之。吴山甫云：疾，即数也。所谓躁者，亦疾也。所谓駃②者，亦疾也。考《伤寒论》，脉若静者为不传，脉数疾者为传。躁，乃静之反。云躁亦疾也者，固是也。《千金方》论脚气云：浮大而紧駃，最恶脉也；或沉细而駃者，同是恶脉。今验之病者，脚气恶证，脉多数疾，而来去甚锐，盖是駃之象，则似不可直以駃为疾也。

促

高阳生曰：促者速也，迫也，近也，阳也，指下寻之极数，并居寸口，曰促。渐加即死，渐退即生。《脉诀》

杨仁斋曰：促者，阳也。贯珠而上，促于寸口，出于鱼际，寻之数急，时似止而复来。

王士亨曰：促脉之状，自尺上下寸口，促急有来无去，此荣卫无度数，阴气促阳也。

黄星阳③曰：促者，促于寸口，出于鱼际，寻之数急，似止而复来。《济世丹砂》

① 骛（wù 务）：疾驰。

② 駃（kuài 快）：同"快"。崔豹《古今注·杂注》："曹真有駃马，名为惊帆。"

③ 黄星阳：明代人。生平里居未详。著有《医学汇纂济世丹砂》二卷。

方龙潭①曰：夫促脉者，脉之疾促，并居寸口之谓也。盖促者，数之胜，数者，促之源。先数而后促，此至数之极也。《脉经》曰：六至为数。数者，即热证。转数转热，正此谓也。《脉经直指》

案：辨脉法，并王氏《脉经》，以促为数中一止之脉也，非也。《素问·平人气象论》曰：寸口脉，中手促上击《甲乙经》：击字作数者，曰肩背痛。此促，急促之义。故《脉诀》为并居寸口之谓。今详促无歇止之义，《脉诀》为得矣。仲景论促脉四条，曰：伤寒脉促，手足厥逆者，可灸之。此盖虚阳上奔，脉促于寸部也。曰：太阳病，下之后，脉促胸满者，桂枝去芍药汤主之。若微恶寒者，去芍药加附子汤主之。曰：太阳病，桂枝证，医反下之，利遂不止，脉促者，表未解，喘而汗出者，葛根黄连黄芩汤主之。钱天来《伤寒溯源集》曰：脉促者，非脉来数，时一至复来之数也。即急促，亦可谓之促也。曰：太阳病，下之其脉促，不结胸者，此为欲解也。胸满也，喘而汗出也，结胸也，皆为邪盛于上部，故脉急促于寸口者，非数中一止之义也明矣。后汉荀悦《申鉴》云：气长者以关息，气短者，其息稍升，其脉稍促，其神稍越。此乃为数促于寸口之义，虽非医家之言，亦可以为左证矣。

---

① 方龙潭（1508—?）：即方谷。明代浙江钱塘县人。著有《脉经直指》《本草纂要》《医林绳墨》。

周寅卿①《医说会编》云：罗谦甫治赤马刺，食炙兔内伤。视其脉，气口大二倍于人迎，关脉尤为力，乃用备急丸、大黄、巴豆之剂，及无忧散。上吐下利，始平复。案：出《卫生宝鉴》。项彦章治食马肉，服大黄、巴豆，病转剧，其脉促，宜引之上达，次复利之，以彻余垢而出。案：出《医史》。所谓上部有脉，下部无脉，其人当吐者是也。夫伤物一也，而治之不同，药之有异何哉？由乎脉之异而已。天下之医，治病有不由脉，以有限之药，应无穷之病者，吾不知其何谓也。举此一端，以证其弊，学医君子，其不可不尽心焉？

吴山甫曰：上鱼者，上于鱼际也。世人常有此脉，不可一例论也。有两手上鱼者，有一手上鱼者。若平人神色充实，而有此脉者，此天禀之厚，元气充满，上溢于鱼也，其人必寿。若人素无此脉，一旦上鱼者，此病脉也。《难经》云：遂上鱼为溢。《脉经》云：脉出鱼际，逆气喘急。《史记》济北侍人韩女得此脉之类是。

案： 上鱼，乃是并居寸口之甚者，故附于此。

弦

王叔和曰：弦脉，如张弓弦。出《脉经》注
严三点曰：弦，如筝弦，长过指而有力。

---

① 周寅卿：即周恭。字寅之，别号梅花主人。明代江苏昆山县人。辑有《续医说会编》十八卷。

王文洁①曰：弦，一条而来，按之不移，举之应手端直弦，曰弦。《脉诀图注评林》

李中梓曰：《素问》云：端直以长《玉机真脏》。叔和云：如张弓弦。巢氏云：按之不移，绰绰如按琴瑟弦。同父②云：从中直过，挺然指下。诸家之论弦脉，可谓深切著明矣。

高鼓峰曰：弦，如弓弦之弦，按之勒指。胃气将绝，五脏无土，木气太甚，即真脏脉，凡病脉见之即凶。《己任编》

吴山甫曰：双弦者，脉来如引二线也，为肝实，为痛。若单弦，只一线耳。

徐忠可曰：有一手两条脉，亦曰双弦，此乃元气不壮之人，往往多见此脉，亦属虚。适愚概温补中气，兼化痰，应手而愈。《金匮要略论注》

黄韫兮曰：《脉经》谓弦脉举之无有。按：疟脉有浮弦者，未尝举之无有③也。经曰：疟皆生于风。惟生于风，故其脉浮弦，且头痛如破也，即《脉经》《伤寒》条中，亦有阳明中风脉弦浮之语，则所谓弦脉举之无有，疑其误

---

① 王文洁：字冰鉴，号无为子。明代江西抚东人。辑有《图注八十一难经评林捷径统宗》《图注释义脉诀评林捷径统宗》《太素张神仙脉诀玄微纲领统宗》等书。

② 同父：即戴同父。

③ 无有：原为"有无"。据前后文意及李氏芝轩本、《皇汉医学丛书》本乙正。

也。《脉确》

案：弦脉大要有三：有邪在少阳者疟邪亦在少阳，故《金匮》云：疟脉自弦；有血气收敛，筋脉拘急者腹痛、胁痛，疝气疝㿉①，故多兼见弦脉；有胃气衰败，木邪乘土者虚劳多见弦细数是。《辨脉》弦为阴，《脉诀》弦为阳，并非也。又案：张路玉曰：寸弦尺弦，以证病气之升沉。夫弦可亘②三部而诊得之，岂有寸弦而关尺见他脉，尺弦而寸关见他脉之理乎？故今不取也。

紧

王叔和曰：紧脉，数如切绳状。一曰：如转索之无常。案：一曰见《辨脉法》。

案：紧之一脉，古今脉书无得其要领者，皆谓与弦相似。予家君曾曰：《素问》、仲景所谓紧脉，必非如诸家所说也。盖紧，即不散也。谓其广有界限，而脉与肉划然分明也。寒主收引，脉道为之紧束，而不敢开散涣漫，故伤寒见此脉也。乃不似弦脉之弦亘三关，端直挺长也。矧于数脉之呼吸六七至，无仿佛也，如转索，如切绳。戴氏辈虽巧作之解，而不知转索、切绳，原是谬说。按《金匮》曰：脉紧如转索无常者，有宿食。《脉经》作左右无常。此谓

---

① 疝㿉（tuì 退）：即"㿉疝"。指寒湿引起的阴囊肿大。
② 亘（gèn 艮）：横贯。

其脉紧，而且左右夭矫①，如转索无常者，有宿食之候也。非谓紧脉，即其状如转索无常也。叔和乃误读此条，于《辨脉法》则云：脉紧者，如转索无常也。亦何不思之甚也，而更又生一说。于《脉经》则云：数如切绳状，去紧之义益远矣。后世诸家，率祖述叔和，故尽不可从也。呜呼！紧脉之义，从前模糊，幸赖家君之剖析，得阐发古贤之本旨，孰不遵守乎哉？《伤寒例》云：脉至如转索者，其日死。紧脉，岂尽死脉乎？

案：孙光裕曰：经文未曾言紧，《内经》曰急，未有紧脉之名。此失考耳。《平人气象论》云：盛而紧，曰胀。《示从容论》：切脉浮大而紧。又《灵枢·禁服篇》：紧为痛痹。且急有二义，有弦急，有数急，皆与紧脉不相干焉。

沉

王叔和曰：沉脉，举之不足，按之有余。一曰：重按之乃得。

王士亨曰：沉脉之状，取之于肌肉之下得之。

黎民寿曰：沉者，阴气厥逆，阳气不舒之候。沉与浮对，浮以阳邪所胜，血气发越而在外，故为阳主表；沉以阴邪所胜，血气困滞不振，故为阴主里。《决脉精要》

吴绶曰：沉，诊法重手按至筋骨之上而切之，以察里

① 夭矫：屈伸。

证之虚实也。若沉微、沉细、沉迟、沉伏，无力，为无神，为阴盛而阳微，急宜生脉回阳也；若沉疾、沉滑、沉实，皆有力，为热实，为有神，为阳盛而阴微，急宜养阴以退阳也。大抵沉诊之法，最为紧关之要，以决阴阳冷热，用药生死，在于毫发之间，不可不仔细而谨察之。凡脉中有力，为有神，为之可治；脉中无力，为无神，为难治。《伤寒蕴要》

张介宾曰：沉，虽属里，然必察其有力无力，以辨虚实。沉而实者，多滞、多气，故曰：下手脉沉，便知是气停积。滞者，宜消宜攻。沉而虚者，因阳不达，因气不舒。阳虚气陷者，宜温宜补。其有寒邪外感，阳为阴蔽，脉见沉紧而数，及有头疼身热等证者，正属邪表，不得以沉为里也。

萧万兴曰：每见表邪初感之际，风寒外束，经络壅盛，脉必先见沉紧，或伏或止，是不得以阳证阴脉为惑，惟亟①投以清表之剂，则应手汗泄而解矣。此沉脉之疑似，不可以不辨也。

何梦瑶曰：浮、沉，有得于禀赋者。趾高气扬之辈，脉多浮；镇静沉潜之士，脉多沉也。又肥人多沉，瘦人多浮。有变于时令者，春夏气升而脉浮，秋冬气降而脉沉也。其因病而致者，则病在上人身之上部也、在表、在腑者，其脉

---

① 亟（jí急）：急。

浮上、表、腑皆属阳，浮脉亦属阳，阳病见阳脉也；在下、在里、在脏者，其脉沉也。

伏

《十八难》曰：伏者，脉行筋下也。

王叔和曰：伏脉，极重指按之，著①骨乃得。

戴同父曰：伏脉，初下指轻按不见，次寻之中部又不见，次重手极按又无其象，直待以指推其筋于外而诊乃见，盖脉行筋下也。若如常诊，不推筋以求，则无所见，昧者以为脉绝也。芤脉因按而知，伏脉因推而得，伏与沉相似，沉者重按乃得，伏者重按亦不得，必推筋乃见也。若重按不得，推筋著骨全无，则脉绝无，而非伏矣。《脉诀刊误》

张介宾曰：如有如无，附骨乃见，此阴阳潜伏，阻隔闭塞之候。或火闭而伏，或寒闭而伏，或气闭而伏，为痛极，为霍乱，为疝瘕，为闭结，为气逆，为食滞，为忿怒，为厥逆、水气。伏脉之体，虽细微亦必隐隐有力。凡伏脉之见，虽与沉、微、细、脱者相类，而实有不同也。盖脉之伏者，以其本有如无，而一时隐蔽不见耳。此有胸腹痛剧而伏者，有气逆于经，脉道不通而伏者，有偶因气脱，不相接续而伏者，然此必暴病暴逆者乃有之。调其气，而脉自复矣。若此数种之外，其有积困延绵，脉本细

---

① 著：同“着”。

微，而渐至隐伏者，此自残烬^①绝之兆，安得尚有所伏？

吴又可《温疫论》云：温疫得里证，神色不败，言动自如，别无怪证，忽然六脉如丝，微细而软，甚至于无，或两手俱无，或一手先伏，察其人不应有此脉，今有此脉者，缘应下失下，内结壅闭，营气逆于内，不能达于四末，此脉厥也。亦多有过用黄连、石膏诸寒之剂，强遏其热，致邪愈结，脉愈不行。医见脉微欲绝，以为阳证得阴脉，为不治，委而弃之，以此误人甚众。若更用人参、生脉散辈，祸不旋踵，宜承气汤缓缓下之，六脉自复。

革

徐春甫曰：革，为皮革，浮弦大虚，如按鼓皮，内虚外急。

李东璧曰：诸家脉书，皆以为牢脉，故或有革无牢，有牢无革，混淆不辨，不知革浮牢沉，革虚牢实，形证皆异也。《濒湖脉学》

何梦瑶曰：弦大迟而浮虚者，为革，如按鼓皮，内虚空而外绷急也。

案：仲景曰：脉弦而大，弦则为减，大则为芤，减则为寒，芤则为虚，寒虚相搏，此名为革。妇人则半产漏下，男子则亡血失精。因此观之，时珍辨诸家之误为得

---

① 烬：本指物体燃烧后的剩余，此处意为毁灭。

矣。王士亨曰：革脉如涌泉，谓出而不返也。此原《脉要精微》，浑浑革至之革为义，恐与此不相干焉。

牢

孙思邈曰：牢脉，按之实强，其脉有似沉伏，名曰牢。牢，阳也《千金翼》。案：《千金方》牢作革，误也。

杨玄操曰：按之但觉坚极，曰牢。《难经注》

沈氏曰：似沉似伏，牢之位也，实大弦长，牢之体也。《濒湖脉学》

李中梓曰：牢，在沉分，大而弦实，浮中二候，了不可得。按：牢有二义，坚固牢实之义，又深居在内之义也。故树以根深为牢，盖深入于下者也。监狱以禁囚为牢，深藏于内者也。伏脉虽重按之，亦不可见，必推筋至骨，乃见其形。而牢脉既实大弦长，才重按之，便满指有力矣。

张路玉曰：叔微云，牢则病气牢固，在虚证绝无此脉，惟风痉拘急，寒疝暴逆，坚积内伏，乃有此脉。固垒在前，攻守非细，设更加之，以食填中土，大气不得流转，变故在于须臾。大抵牢为坚积内著，胃气竭绝，故诸家以为危殆之象云。

案：革者，浮坚无根之极；牢者，沉坚有根之极。当以此辨之。

实

王叔和曰：实，脉大而长，微强。按之隐指愊愊然。

一曰：浮沉皆得。按：愊愊，《诀脉指要》作幅幅。注云：广以若布帛修饰其边幅也。东璧云：愊愊，坚实貌。

黎民寿曰：脉之来，举指有余，按之不乏，浮中沉皆有力，而言之也。

吴山甫曰：实，中取之，沉取之，脉来皆有力，曰实。实而静，三部相得，曰气血有余；实而躁，三部不相得，曰里有邪也。

滑伯仁曰：实，不虚也。按举不绝，迢迢①而长，动而有力，不疾不迟，为三焦气满之候，为呕，为痛，为气塞，为气聚，为食积，为利，为伏阳在内。

何梦瑶曰：结实之谓实，如按猪筋，又如葱中水充实。

张介宾曰：实脉有真假。真实者易知，假实者易误。故必问其所因，而兼察形证，必得其神，方是高手。

张路玉曰：消瘅鼓胀，坚积等病，皆以脉实为可治。若泄而脱血，及新产骤虚，久病虚羸，而得实大之脉，良不易治也。

陈远公曰：实脉，不独按指有力，且不可止抑之状，非正气之有余，乃邪气之有余也。邪气有余，自然壅阻正气矣。

微

王叔和曰：微脉，极细而软，或欲绝，若有若无。一

---

① 迢（tiáo 条）迢：久长貌。

曰：小也。一曰：按之如欲尽。

严三点曰：微，如蜘蛛之度微丝，按之无力而动摇。

滑伯仁曰：微，不显也，依稀轻细，若有若无，为气血俱虚之候。

李东璧曰：轻诊即见，重按如欲绝者，微也。仲景曰：脉瞥瞥如羹上肥案：肥，谓羹面肥珠。瞥瞥然，光彩不定者也者，阳气微，萦萦如蚕丝细案：《伤寒论》作蜘蛛丝者，阴气衰。长病得之死，卒病得之生。

李士材曰：筭①数者以十微为一忽，十忽为一丝，十丝为一毫。

张路玉曰：微脉者，似有若无，欲绝非绝，而按之稍有模糊之状，不似弱脉之小弱分明，细脉之纤细有力也。

何梦瑶曰：古以微属浮，细属沉，分微为阳衰，细为血少。本集各脉，皆直指本义，故以细甚无力为微。

董西园曰：微为气血不足之象，以指按之，似有如无，衰败之况也。凡脉之不甚鼓指，脉体损小者，即是微脉。若至有无之间，模糊影响，证已败矣，虚极之脉也。

涩

王叔和曰：涩脉，细而迟，往来难且散，或一止复来。

---

① 筭（suàn 蒜）：通"算"。权乘《七发》："持筹而筭之。"

王太仆曰：涩者，往来时不利，而蹇涩①也。《脉要精微论》注

玄白子曰：参伍不调，名曰涩，如雨沾沙，短且难。《相类脉诀》

戴同父曰：脉来蹇涩，细而迟，不能流利圆滑者，涩也，与滑相反。如刀刮竹，竹皮涩，又为竹刀刮而竹涩，遇节则倒退。涩脉，往来难之意。如雨沾沙，沙者不聚之物，雨虽沾之，其体亦细而散，有涩脉往来散之意。或一止复来，因是涩不流利之止，与结、促、代之止不同。

周礼曰：涩，不滑也。虚细而迟，如雨沾沙，若六七只针，一宗戳上来也。滑为血有余，涩为气独滞也。滑、涩者，以往来察其形状之难也。《医圣阶梯》

何梦瑶曰：涩，糙涩也，与滑相反，往来黏滞者是。

张景岳曰：往来艰涩，动不流利，为血气俱虚之候。凡脉见涩滞者，多由七情不遂，营卫耗伤，血无以充，气无以畅。其在上则有上焦之不舒，在下则有下焦之不运，在表则有筋骨之疲劳，在里则有精神之短少。凡此总属阳虚，诸家言气多血少，岂以脉之不利，犹有气多者乎？

张路玉曰：涩脉，良由津血亏少，不能濡润经络，所以涩涩不调。故经有脉涩曰痹《平人气象》，寸口诸涩亡血，涩则心痛《脉要精微》，尺热脉涩为解㑊《平人气象》，种种皆阴血消亡，阳气有余，而为身热无汗之病。亦有痰食胶

① 蹇（jiǎn 简）涩：迟钝；不流利。

固中外，脉道阻滞，而见涩数模糊者，阴受水谷之害也。

案：《脉要精微》云：滑者，阴气有余也；涩者，阳气有余也。故后世诸家，类为气多血少之脉，而景岳辨之详矣。路玉亦云：食痰胶固中外，脉道阻滞。今验不啻①食痰为然，又有七情郁结，及癥瘕癖气，滞碍隧道而脉涩者，宜甄别脉力之有无，以定其虚实耳。又案：涩脉，古无一止之说，叔和则云：或一止尔。后世脉书，多宗其说，而明清诸家，有不及止之义者。盖叔和下或字，则涩之止，不必定然。然涩之极，或有一止者，则其言不止，亦不可必也。

吴又可《温疫论》云：张昆源之室，年六旬，得滞下，后重窘急，日三四十度，脉常歇止。诸医以为雀啄脉，必死之候，咸不用药。延予诊视，其脉参伍不调，或二动一止，或三动一止而复来，此涩脉也。年高血弱，下利脓血，六脉结涩，固非所能任。询其饮食不减，形色不变，声音烈烈，言语如常，非危证也。遂用芍药汤加大黄三钱，大下纯脓成块者两碗许，自觉舒快，脉气渐续，而利亦止。数年后，又得伤风咳嗽，痰涎涌甚，诊之又得前脉。与杏桔汤二剂，嗽止脉调。凡病善作此脉，大抵治病，务以形、色、脉、证参考，庶不失其大段，方可定其吉凶也。刘松峰《瘟疫论类编》云：涩脉，不过不流利，

---

① 啻（chì 赤）：只，仅。

非有歇止。此说欠妥。又云，如此说来，是结脉，近于代脉之象，岂可以涩脉当之？涩脉原无歇止，与滑字相对。

案：松峰盖不读《脉经》，故云涩脉无歇止。

细—日小

王叔和曰：细脉，小①大于微，常有，但细耳。沈际飞本《脉经》，但作直，非。

吴山甫曰：小脉，形减于常脉一倍，曰小。《脉经》首论脉形二十四种，有细而无小，其即古之细乎。

李东璧曰：《素问》谓之小。王启玄言如莠蓬见《脉要精微》注，状其柔细也。《脉诀》言往来极微，是微反大于细矣，与经相背。《脉经》曰：细为血少气衰，有此证则顺，否则逆，故吐衄得沉细者生。忧劳过度者，脉亦细。

李中梓曰：细之为义，小也。微脉则模糊而难见，细脉则显明而易见，故细比于微，稍稍较大也。

何梦瑶曰：小与大相反，一名细。细甚无力，名微。大小有得于禀赋者，世所谓六阳六阴也。生成脉大者，名六阳脉；脉小者，名六阴脉。有随时令变异者，时当生长则脉大，当收敛则脉小也。有因病而变异者，邪有余则脉大邪气壅满，正不足则脉小也血气衰少。

张路玉曰：细，为阳气衰弱之候。伤寒以尺寸俱沉

---

① 小：稍微，略微。

脉学辑要

四〇

细，为太阴，为少阴。《内经》如细则少气；脉来细而附骨者，积也。尺寒脉细，谓之后泄。头痛脉细而缓，为中湿。种种皆阴邪之证验，但以兼浮兼沉，在尺在寸，分别而为裁决。

案：《灵》《素》、仲景，细、小互称，至滑氏始分为二。小，不大也。细，微眇也，遂以细为微。凡《脉诀》以降，细、微混同者，皆不可凭也。

软即濡，又作㹞、㮓。施政卿云：《集韵》，软、濡同呼同用

王叔和曰：软脉，极软而浮细。一曰：按之无有，举之有余。一曰：细小而软。软，一作濡。曰：濡者，如帛衣在水中，轻手相得。

刘复真曰：濡，迟而全无力。又曰：濡，揍①指边还怯怯。《理玄秘要》

滑伯仁曰：濡，无力也。虚软无力，应手散细，如绵絮之浮水中，轻手乍来，重手却去。

李东璧曰：如水上浮沤②，重手按之，随手而没之象。又曰：浮细如绵曰濡，沉细如绵曰弱，浮而极细如绝曰微，沉而极细不断曰细。

李士材曰：濡脉之浮软，与虚脉相类，但虚脉形大，而濡脉形小也。濡脉之细小，与弱脉相类，但弱在沉分，

① 揍：同"凑"。谓触指。
② 浮沤（ōu 欧）：水泡。

而濡在浮分也。濡脉之无根，与散脉相类。但散脉从浮大，而渐至于沉绝；濡脉从浮小，而渐至于不见也。从大而至无者，为全凶之象；从小而至无者，为吉凶相半也。浮生气分，浮举之而可得，气犹未败；沉主血分，沉按之而全无，血已伤残。在久病老年之人见之，尚未至于必绝，为其脉与证合也。若平人及少壮暴病见之，名为无根脉，去死不远矣。

弱

王叔和曰：弱脉，极软而沉细，按之欲绝指下。

戴同父曰：极软而沉细，如绝指下，扶持不起，不能起伏，不任寻按，大体与濡相类。濡，细软而浮，弱脉则细软而沉，以此别之。病后见此脉为顺，平人、强人见之为损为危。

滑伯仁曰：弱，不盛也。极沉细而软，怏怏①不前，按之欲绝未绝，举之即无。<small>黎居士云：怏，怼②也，情不满足也。</small>

李东璧曰：弱，乃濡之沉者。《脉诀》言轻手乃得，黎氏譬如浮沤，皆是濡脉，非弱也。《素问》曰：脉弱以滑，是有胃气；脉弱以涩，是谓久病。病后老人见之顺，平人少年见之逆。

---

① 怏（yàng 样）怏：因不平或不满而郁郁不乐。

② 怼（duì 对）：怨恨。

虚

王叔和曰：虚脉，迟大而软，按之不足，隐指豁豁然空。

周正伦曰：虚，不实也。无力为虚，按至骨无脉者，谓之无力也。《医圣阶梯》

张介宾曰：虚脉，正气虚也，无力也，无神也，有阴有阳。浮而无力为血虚，沉而无力为气虚，数而无力为阴虚，迟而无力为阳虚。虽曰微、濡、迟、涩之属，皆为虚类，然而无论诸脉，但见指下无神，总是虚脉。《内经》曰：按之不鼓，诸阳皆然，即此谓也。故凡洪大无神者，即阴虚也；细小而无神者，即阳虚也。

何梦瑶曰：虚，不实也。虚甚则中空，名芤。虚实亦有得于生成者，肉坚实者脉多实，虚软者脉多虚也。亦有变于时令者，春、夏发泄，虽大而有虚象；秋、冬敛藏，虽小而有实形也。若因病而异，则大而实不特壅满，而且积实，小而虚者不特衰小，而且空虚，可验正邪之主病俱盛邪盛，俱衰正衰；大而虚气有余血不足，如葱中少水，俱吹之使胀也，小而实者血能充而气衰不鼓，可验阴阳之偏枯。

案：黄韫兮曰：《濒湖》①引《内经》云，气来虚微为不及，病在内。愚按：虚脉浮大无力，微脉浮细无力，

---

① 濒湖：指明代医药学家李时珍（1518—1593）的脉学著作《濒湖脉学》。

大中不能见细，则虚不可兼言微矣。今考《内经》，谓气来不实而微，为不及。不实者，细无力之谓也，故可言微。《濒湖》硬以不实改作虚字，误。是说似是而实非也。虚乃脉无力之统名，不必浮大无力之谓也。

散

崔紫虚曰：涣漫不收，其脉为散。《四言举要》

戴同父曰：散，不聚之名。仲景曰：伤寒咳逆上气，其脉散者，死也。《难经》曰：浮而大散者，心也。最畏散脉独见，独见则危矣。

滑伯仁曰：散，不聚也。有阳无阴，按之满指，散而不聚，来去不明，漫无根柢，为气血耗散，腑脏气绝，主虚阳不敛。

何梦瑶曰：大而盛于浮分，名洪；大而散漫渗开，脉与肉无界限，名散。脉形本圆敛，今散漫不收，盖虚甚而四散者也。

案： 何氏又解秋脉：其气来毛而中央坚，两旁虚，曰虚散也，惟两旁散，而中央不散也。予尝见真元不足，肝木有余者，其脉中央一线紧细，而两旁散漫，病属不治，亦不可不知也，因附似于此。

缓

孙思邈曰：按之依依，名曰缓。

王太仆曰：缓者，谓缓纵之状，非动之迟缓也。《平人气象论》注

吴山甫曰：缓状，如琴弦久失更张，纵而不整，曰缓。与迟不同，迟以数言，缓以形言，其别相远矣。案：王叔和曰：缓脉去来亦迟，小驶于迟，故吴氏有此言焉。若脉来不浮不沉，中取之，从容和缓者，脾之正脉也。浮而缓，曰卫气伤；沉而缓，曰荣气弱。诸部见缓脉，皆曰不足，谓其不鼓也。

张介宾曰：缓脉，有阴有阳，其义有三。凡从容和缓，浮沉得中者，此自平人之正脉。若缓而滑大者，多实热，如《内经》所言者是也。缓而迟细者，多虚寒，即诸家所言者是也。然实热者必缓大有力，多为烦热，为口臭，为腹满，为痈疡，为二便不利。或伤寒、温疟初愈，而余热未清者，多有此脉。若虚寒者，必缓而迟细，为阳虚，为畏寒，为气怯，为疼痛，为眩晕，为痹弱，为痿厥，为怔忡、健忘，为饮食不化，为鹜溏飧泄，为精寒肾冷，为小便频数；女人为经迟血少，为失血下血。凡诸疮毒外证，及中风产后，但得脉缓者，皆易愈。

案：缓者，弛也，不急也。吴氏以琴弦为喻，为是矣。仲景曰：寸口脉缓而迟，缓则阳气长。又曰：趺阳脉迟而缓，胃气如经也。乃知缓与迟，其别果相远矣。

迟

王叔和曰：迟脉，呼吸三至，去来极迟。

滑伯仁曰：迟，不及也。以至数言之，呼吸之间，脉仅三至，减于平脉一至也。为阴盛阳亏之候，为寒，为不足。

吴山甫曰：迟，医者一呼一吸，病者脉来三至，曰迟。二至、一至，则又迟也。若二呼二吸一至，则迟之极矣，阴脉也。为阳虚，为寒。观其迟之微甚，而寒为之浅深。微则可治，甚则难生。乍迟乍数，曰虚火。

张路玉曰：迟脉者，呼吸定息，不及四至，而举、按皆迟。迟为阳气失职，胸中大气，不能敷布之候，故昔人咸以隶之虚寒。浮迟为表寒，沉迟为里寒，迟涩为血病，迟滑为气病。此论固是，然多有热邪内结，寒气外郁，而见气口迟滑作胀者，讵[①]可以脉迟概为之寒，而不究其滑涩之象，虚、实之异哉？详仲景有阳明病脉迟，微恶寒，而汗出多者，为表未解；脉迟头眩腹满者，不可下；有阳明病，脉迟有力，汗出不恶寒，身重喘满，潮热便硬，手足濈然汗出者，为外欲解，可攻其里。又太阳病脉浮，因误下而变迟，膈内拒痛者，为结胸。若此皆热邪内结之明验也。

董西园曰：脉之至也，由乎气之缓急，故必以息候之。一呼一吸为一息，一息中得四至之半，乃为和平之脉。若一息三至，气行也缓，阴之象也。一息六至，气行

---

① 讵（jù 巨）：岂。

也疾，阳之象也。

案： 程应旄曰：迟脉，亦有邪聚热结，腹满胃实，阻住经隧而成者，又不可不知出《阳明病篇》注。今验有癥瘕痃气，壅遏隧道，而见迟脉者，是杂病亦不可以迟概而为寒也。又案：人身盖一脉也，故其见于三部，虽有形之小、大、浮、沉不同，然至数之徐、疾，必无有异。验诸病者为然矣。而仲景书或云尺中迟，或云关上数，后世脉书亦云寸迟为某病，尺迟主何证之类，比比皆然。此予所未尝亲见，窃疑理之所必无也。附记以俟明者。

结

《十八难》曰：结者，脉来去，时一止，无常数，名曰结也。

孙思邈曰：脉来动而中止，按之小数，中能还者，举指则动，名曰结。

王士亨曰：结脉之状，大小不定，往来不拘数至，时一止。主气结不流行，腹中癥癖，气块成形。或因大病后，亡津液、亡血；或惊恐神散，而精不收；或梦漏亡精，又多虑而心气耗也。若无是因，则其人寿不过一二年。

方龙潭曰：结者，气血之结滞也。至来不匀，随气有阻，连续而止，暂忽而歇，故曰结。又谓三动一止，或五七动一止，或十动、二十动一止，亦曰歇。此歇者，不匀之歇至也。其病不死，但清痰理气自可。

钱天来曰：结者，邪结也。脉来停止暂歇之名，犹绳之有结也。凡物之贯于绳上者，遇结必碍，虽流走之甚者，亦必少有逗遛，乃得过也。此因气虚血涩，邪气间隔于经脉之间耳。虚衰则气力短浅，间隔则经络阻碍，故不得快于流行，而止歇也。《伤寒溯源集》

张介宾曰：脉来忽止，止而复起，总谓之结。旧以数来一止为促，促者为热，为阳极；缓来一止为结，结者为寒，为阴极。然以予之验，则促类数也，未必热；结类缓也，未必寒。但见中止者，总是结脉。多由气血渐衰，精力不继，所以断而复续，续而复断。常见久病者多有之，虚劳者多有之，或误用攻击消伐者亦有之。但缓而结者为阳虚，数而结者为阴虚。缓者犹可，数者更剧。此可以结之微甚，察元气之消长，最显最切者也。至如留滞郁结等病，本亦此脉之证应，然必其形强气实，而举按有力，此多因郁滞者也。又有无病而一生脉结者，此其素禀之异常，无足怪也。舍此之外，凡病有不退而渐见脉结者，此必气血衰残，首尾不继之候，速宜培本，不得妄认为留滞。

张路玉曰：结为阴邪固结之象。越人云：结甚则积甚，结微则气微。言结而少力，为正气本衰，虽有积聚，脉结亦不甚也。而仲景有伤寒汗下不解，脉结代，心动悸者；有太阳病，身黄，脉沉结，少腹硬满，小便不利，为无血者。一为津衰邪结，一为热结膀胱，皆虚中夹邪之候。凡寒饮、死血、吐利、腹痛、癫痫、虫积等，气郁不调之病，多有结脉。曾见二三十至内，有一至接续不上，每次皆然，而指下虚微，不似结脉之状，此元气骤脱之故，峻用温补自复。如补益不应，终见危殆。

案：结脉始出于《灵枢·终始》篇，及《十八难》，而《辨脉法》以缓来一止为结，以数来一止为促，乃与仲景本论之旨左矣详见促脉。况缓、数对言，此乃以缓为迟者，尤属谬误。张景岳单以结脉为歇止之总称，盖有所见于此也。予前年治一贾人瘟疫，其脉时止，其子寻①病，亦脉结，因试连诊其三子，并与父兄一般。此类尽有之，景岳素禀之说，亦不复诬也。

代

王叔和曰：代脉，来数中止，不能自还，因而复动。脉结者生，代者死。

杨仁斋曰：代者，阴也。动中有止，不能自还，因而复动，由是复止，寻之良久则起，如更代之代。

楼全善曰：自还者，动而中止复来，数于前动也。不能自还者，动而中止，复来如前，动同而不数也。《医学纲目》

---

① 寻：不久。

李士材曰：代者，禅①代之义也。如四时之禅代，不愆其期也。结、促之止，止无常数；代脉之止，止有常数。结、促之止，一止即来；代脉之止，良久方至。《内经》以代脉之见，为脏气衰微，脾气脱绝之诊也。惟伤寒心悸，怀胎三月，或七情太过，或跌仆重伤，及风家痛家，俱不忌代脉，未可断其必死。

钱天来曰：代，替代也。气血虚惫，真气衰微，力不支给，如欲求代也。止而未即复动，若有不复再动之状，故谓之不能自还。又略久复动，故曰因而复动。

张景岳曰：代，更代之义。谓于平脉之中，而忽见软弱，或乍数乍疏，或断而复起，均名为代。而代本不一，各有深义。如五十动而不一代者，乃至数之代，即《根结》篇所云者是也。若脉本平匀，而忽强忽弱者，乃形体之代，即《平人气象论》所云者是也。又若脾主四季，而随时更代者，乃气候之代，即《宣明五气》等篇所云者是也。此言脏气之常候，非谓代为止也。凡脉无定候，更变不常，则均谓之代，但当各因其变，而察其情，庶得其妙。

案：代脉，诸说不一，然景岳所论，尤为允当矣。《史记·仓公》云：不平而代；又云：代者，时参击，乍疏乍大也。张守节《正义》云：动不定，曰代。可以确其说也。盖动而中止，不能自还，因而复动者，乃至数之更

---

① 禅（shàn 善）：取代，代替。《庄子·山木》："化其万物而不知其禅之者。"

变。而仲景、叔和所云者，即代脉中之一端也。若其为止有常数者，似泥于经文焉。李士材曰：善化令黄柱严，心疼夺食，脉三动一止，良久不能自还。施笠泽云：五脏之气不至，法当旦夕死。余曰：古人谓痛甚者脉多代，少得代脉者死，老得代脉者生。今柱严春秋高矣，而胸腹负痛，虽有代脉，安足虑乎？果越两旬而柱严起矣。予家君近治一老人，癥块发动，引左胁而痛，绵连不已，药食呕变，其脉紧细而迟，左脉渐渐微小，遂绝止者，二三十动许，覆手诊之亦然，又渐渐见出如故者良久，又绝止如前。用附子建中汤加吴茱萸，视疗十余日，痛全愈，而脉复常。是代之最甚者，正见李氏之言信然矣。又案：《伤寒论·不可下》篇云：伤寒脉阴阳俱紧，恶寒发热，则脉欲厥。厥者，脉初来大，渐渐小，更来渐渐大，是其候也。又王海藏《阴证略例》云：秦二好服天生茶及冷物，积而痼寒，脉非浮非沉，上下内外，举按极有力，坚而不柔，触指突出肤表，往来不可以至数名，纵横不可以巨细状，此阴证鼓击脉也。一身游行之火，萃①于胸中，寒气逼之，搏大有力。与真武、四逆等药，佐以芍药茴香酒糊丸，使不潜上。每百丸，昼夜相接八九服。凡至半斤，作汗而愈，亦世罕有也。以上据景岳言，皆代之属也，故举似于此。

---

① 萃：聚集。

杨玄操曰：《难经》言止，《灵枢》言代。按止者，按之觉于指下而中止，名止。代者，还尺中，停久方来，名曰代也。其止、代虽两经不同，据其脉状，亦不殊别。

董西园曰：脉因动静而变，故安卧远行，脉形有别，无足怪也。若顷刻之动静，不必远行，即转身起坐，五七步间，其脉即见数疾。坐诊之顷，随即平静，即换诊举手，平疾必形，一动一静，无不变更。此种脉候，非五尸祟气之相干，多真元内虚之明验。惟其内气无主，脏气不治，而后经脉之气，瞬息变更，将见厥晕僵仆之候。故此种脉情，恒有伏风内舍，经络痹留，或火动于中，或饮发于内者，动则气役于邪，而脉随气变也。此皆因邪之善行数变，以致鼓水扬燃；又为虚中夹实之候，当求其因而调之，庶可转危为安。案：脉之变动，亦代之类也。故附于此。

动

王叔和曰：动脉，见于关上，无头尾，大如豆，厥厥然动摇。《伤寒论》云：阴阳相搏，名曰动。阳动则汗出，阴动则发热，形冷恶寒，数脉见于关上，上下无头尾，如豆大，厥厥动摇者，名曰动。

王士亨曰：动脉之状，鼓动而暴于指下不常，气血相乘，搏击而动也。

何梦瑶曰：数而跳突，名动，乃跳动之意，大惊多见此脉。盖惊则心胸跳突，故脉亦应之而跳突也。仲景曰：

若数脉见于关观若字，则关是偶举可知，非动脉止见于关也，上下无头尾状其圆而突耳，非真上不至寸，下不至尺也，如豆大，厥厥动摇者，名曰动。

黄韫兮曰：仲景《伤寒论》云：数脉见于关上，上下无头尾，如豆大，厥厥动摇者，名曰动。愚按两上字，其一乃后人误添者，当是数脉见于关上下。经曰：女子手少阴脉动甚者，妊子也。手少阴属心，是寸有动脉矣。王叔和著《脉经》，不知两上字，其一乃衍字，因曰动脉见于关上，遂令后之论脉者，皆曰动脉只见于关，与经不合矣。

张路玉曰：动为阴阳相搏之脉。阳动则汗出，阴动则发热。然多有阴虚发热之脉，动于尺内；阳虚自汗之脉，动于寸口者。所谓虚者则动，邪之所凑，其气必虚。《金匮》有云：脉动而弱，动则为惊，弱则为悸，因其虚，而旺气乘之也。

案：《脉诀》论动脉，含糊谬妄，时珍已辨之，然犹言止见于关尔，后诸家说多依之。至何梦瑶、黄韫兮，初就若之一字为之解释，极为明备，可谓千古卓见矣。

长

高阳生曰：长者，阳也。指下寻之，三关如持竿之状，举之有余曰长，过于本位亦曰长。

王士亨曰：长脉之状，指下有余，如操带物之长。禀赋气强胜血而气拥，其人寿；若加大而数，为阳盛内热，当利三焦。

李东璧曰：长脉，不大不小，迢迢自若朱氏。如循长竿末梢，为平；如引绳，如循长竿，为病《素问》。实、牢、弦、紧，皆兼长脉。

李士材曰：迢迢首尾俱端，直上直下，如循长竿。长之为义，首尾相称，往来端直也。长而和缓，即合春生之气，而为健旺之征。长而硬满，即为火亢之形，而为疾病之应也。

何梦瑶曰：长，溢出三指之外。按寸口之脉，由胸中行至大指端，非有断截，本无长短可言。然脉体有现、有不现。不现者，按之止见其动于三指之内；现者，见其长出于三指之外，则长、短宜分矣。高鼓峰云：有形体之长，有往来之长。往来之长，谓来有余韵也。案：高说甚善。长、短本言形体，而凡脉之以神气悠长为贵者，固可因此说而想见其状矣。

张路玉曰：《伤寒》以尺、寸俱长，为阳明受病。《内经》又以长则气治，为胃家之平脉。若长而浮盛，又为经邪方盛之兆，亦有病邪向愈而脉长者。仲景云：太阴中风，四肢烦疼，阳脉微，阴脉涩而长者，为欲愈。又有阴气不充，而脉反上盛者，经言寸口脉中手长者，曰足胫痛，是也。

短

高阳生曰：短者，阴也。指下寻之，不及本位，曰短。

滑伯仁曰：短，不长也。两头无，中间有，不及本位，气不足以前导其血也。为阴中伏阳，为三焦气壅，为宿食不消。

孙光裕曰：凡诊当细认，不可视其短缩为不足，不可断其短小为虚弱。但阴中伏阳，不能舒畅，有短小之象，不能接续，有累累①之状，曰短。

张路玉曰：尺寸俱短，而不及本位，不似小脉之三部皆小弱不振，伏脉之一部独伏匿不前也。经云：短则气病，良由胃气厄②塞，不能条畅百脉，或因痰气食积，阻碍气道，所以脉见短涩促结之状。亦有阳气不充而脉短者，经谓寸口脉中手短者，曰头痛是也。仲景云：汗多，重发汗，亡阳谵语，脉短者死，脉自和者不死。戴同父云：短脉，只当责之于尺寸。若关中见短，是上不通寸，为阳绝，下不通尺为阴绝矣。曷知关部从无见短之理？昔人有以六部分隶而言者案：李士材辈是，殊失短脉之义。

何梦瑶曰：歉③于三指之中为短。长、短有得于禀赋者，筋现者脉恒长，筋不现者，脉恒短也。有随时令变异者，而春脉长而秋脉短也。有因病而变异者，则邪气长而脉长，正气短而脉短也。

① 累（léi 雷）累：连贯成串貌。
② 厄：困窘。
③ 歉：不足。

案：《千金方》论脚气曰：心下急，气喘不停，或自汗数出，或乍寒乍热，其脉促短而数，呕吐不止者，死。盖促短而数者，验之病者，其脉之来去，如催促之，短缩而数疾。此毒气冲心，脉道窘迫之所致，乃为死证。是短脉之最可怖者，故附于此。

卷　下

妇　人

孙思邈曰：凡妇人脉，常欲濡弱于丈夫。

张路玉曰：古人虽有女子右脉常盛，及女脉在关下之说，要非定论。其病惟经候、胎、产，异于男子，他无所殊也。

案：何梦瑶曰：古谓男脉左大于右，女脉右大于左，验之不然。盖人之右手比左手略大，脉亦应之，而右大于左，不论男女皆然也。惟男两尺恒虚，女两尺恒实，差不同耳，此说亦未必也。

《素问·腹中论》帝曰：何以知怀子之且生也？岐伯曰：身有病，而无邪脉也。张景岳注曰：身有病，谓经断恶阻之类也。身病者脉亦当病，或断续不调，或弦涩细数，是皆邪脉，则真病也。若六脉和滑，而身有不安者，其为胎气无疑矣。

《平人气象论》曰：妇人手少阴动甚者，妊子也。王太仆注云：手少阴，谓掌后陷者中，当小指动而应手者也。滑氏《钞》①云：动甚，谓脉来过于滑动也。全元起作足少阴，王宇泰《准绳》从之。

张景岳曰：凡妇人怀孕者，其血留气聚，胞宫内实，故脉必滑数倍常，此当然也。然有中年受胎，及血气羸弱之妇，则脉见细小不数者亦有之，但于微弱之中，亦必有隐隐滑动之象，此正阴搏阳别之谓《阴阳别论》。是即妊娠之脉，有可辨也。又胎孕之脉数，劳损之脉亦数，大有相似。然损脉之数，多兼弦涩；胎孕之数，必兼和滑。此当于几微中，辨其邪气、胃气之异，而再审以证，自有显然可见者。

又曰：《启蒙》云：欲产之妇脉离经，离经之脉认分明。其来小大不调匀，或如雀啄屋漏应。腰疼腹痛眼生花，产在须臾却非病。

何梦瑶曰：《脉经》云：尺脉按之不绝，妊娠也。羸弱之妇，不必脉皆滑实，但按尺中应指源源不绝便是。滑伯仁谓：三部浮沉正等，无他病而不月为胎妊。亦此意。其脉离经，常也，与常日脉异者是。一说离经，谓歇至及大小不匀，如雀啄者是，而腹痛引腰背，为欲生也腹不痛，痛不引腰背，俱未产，当静待之。

董西园曰：凡素有积气、痃气之体，每于怀娠之后，多见腹痛，其脉皆数急，则积痃与胎胚，分别甚难，宜考其素来情状，然后酌治，庶不致误。更有虚损阴虚之候，脉亦动、数、滑、疾，经闭不行，状类怀娠。凡此之候，与妊娠几微之别耳。但妊娠之脉，滑数中自有和气可观。虚损之数急，非空小而急，或细劲而弦，皆属无神之诊，柔和气象，断不可见。若积聚夹实之候，脉多沉著，其起居饮食，自与劳损、妊娠之爱憎动静不同，其形色精神，亦迥然各别。独是虚损之体，复有怀娠者，诚几微之别，不可不留心讨论者也。

案： 离经之脉，《脉诀》云：欲产之妇脉离经，沉细而滑也同名。临产之脉，岂尽沉细而滑乎？刘元宾、李晞范、张世贤辈，皆引《难经》一呼三至、一吸三至，验之率如其言矣。陈自明《妇人良方》亦引《难经》。戴同父以离其寻常之脉，昨小今大、昨浮今沉之类，为离经之脉，而排刘、李二氏之说，却非也。戴又云：诊其尺脉，转急如切绳转珠者，即产。是或然。今试妊妇届生产之期，破浆之时，大抵脉一息七八至，既欲分娩之际，脉反徐迟，验数十人皆然。薛立斋云：欲产之时，觉腹内转动，即当正身仰卧，待儿转身向下时作痛，试捏产母手中指，中节或本节跳动，方与临盆即产矣。正可以实据也。

小 儿

刘方明曰：《保生论》，小儿三岁已后，或五百七十六日外，皆可诊两手脉，一指定三关《幼幼新书》。张路玉曰：三关谓寸、关、尺三部。

王宇泰曰：候儿脉，当以大指衮①转寻三部，以关为准；七八岁移至少许；九岁次第依三关部位寻取，十一、十二岁亦同，十四、十五岁依大方脉部位诊视。《幼科准绳》

---

① 衮（gǔn 滚）：同"滚"，谓大指辗转。

案：程若水①云：初生芽儿，一块血也，无形证也，无脉。《医彀》今试小儿生下，周身无脉动，及乳湩②一进而脉才现，至其现则可诊候，亦何必三岁也。

张介宾曰：凡小儿形体既具，经脉已全，所以初脱胞胎，便有脉息可辨。故《通评虚实论》曰：乳子病热，脉悬小者，手足温则生，寒则死。乳子病风热，喘鸣肩息者，脉实大也，缓则生，急则死。此轩岐之诊小儿，未尝不重在脉，亦未尝不兼证为言也。故凡诊小儿，既其言语不通，尤当以脉为主，而参以形、色、声音，则万无一失矣。然小儿之脉，非比大人之多端，但察其强、弱、缓、急四者之脉，是即小儿之肯綮③。盖强、弱可以见虚实，缓、急可以见邪正，四者既明，则无论诸证，但随其病，以合其脉，而参此四者之因，则左右逢源，所遇皆道矣。再加以声、色之辨，更自的确无疑。又何遁情之有？此最活最妙之心法也。若单以一脉，凿言④一病，则一病亦能兼诸脉，其中真假疑似，未免胶柱，实有难于确据者矣。

曾世荣曰：宣和御医戴克臣云：五岁儿，常脉一息六至，作八至者非也。始因镂版之际，误去六字上一点一

---

① 程若水：即程式，字心源，又字道承、若水，号建武居士。明代江西南城县人。著有《程氏医彀》十六卷。

② 湩（dòng 动）：乳汁。

③ 肯綮（qìng 庆）：筋骨结合的地方。后用来比喻要害、最重要的地方。

④ 凿言：穿凿附会。

画，下与八字相类，至此讹传。默菴张氏《脉诀》亦云：小儿常脉一息，只多大人二至为平，即六至也。《活幼口议》

案：《脉经》《脉诀》诸本并作八至，不可断为镂版之讹，然以六至为平者似是。后世幼科书，率以六至为中和之脉，五至、四至为迟，七至、八至为数。盖宗曾氏之说耳。

陈飞霞曰：小儿三五岁，可以诊视，第手腕短促，三部莫分，惟以一指候之，诚非易易。《内经》诊视小儿，以大、小、缓、急四脉为准，予不避僭越，体其意，竟易为浮、沉、迟、数，而以有力、无力定其虚实，似比大、小、缓、急，更为明悉，后贤其体认之。《幼幼集成》

怪 脉

弹 石

王叔和曰：弹石者，辟辟急也。张世贤曰：辟辟，逼迫貌。

黎民寿曰：弹石之状，坚而促，来迟去速，指下寻之，至搏而绝，喻如弹石，此真肾脉也。

解 索

王叔和曰：解索者，动数而随散乱，无复次绪也。

黎民寿曰：或聚或散，如绳索之解，而无收约。

雀 啄

王叔和曰：雀啄者，脉来甚数而疾，绝止复顿来。又曰：长病七日死。

黎民寿曰：若雀啄食之状，盖来三者，而去一也。脾无谷气，已绝于内。肠胃虚乏无禀赋，而不能散于诸经，则诸经之气，随而亡竭矣。

屋 漏

王叔和曰：屋漏者，其来既绝，而时时复起，而不相连属也。又曰：长病十日死。

吴仲广①曰：屋漏者，主胃经既绝，谷气空虚，其脉来指下按之极慢，二息之间，或来一至，若屋漏之水，滴于地上，而四畔溅起之貌也《诊脉须知》。案：雀啄、屋漏原出《十五难》。

虾 游

王叔和曰：虾游者，苒苒而起，寻复退没，不知所在，久乃复起，起轻迟，而没去速者是也。

吴仲广曰：其来指下，若虾游于水面，泛泛②不动，瞥③然惊霎④《察病指南》《决脉精要》：霎，作插而去，将手欲趁，杳然不见，须臾于指下又来，良久准前复去。又如虾蟆入水之形，瞥然而上，倏然而去。此是神魂已去，行尸之候，立死也。

---

① 吴仲广：明代人。生平里居未详。著有《痘诊会编》《诊脉须知》《诊脉要诀》。

② 泛泛：漂浮貌。

③ 瞥（piē）：暂现，即很快地出现一下。

④ 霎（shà 厦）：瞬间。

鱼　翔<small>叔和《脉赋》，作鱼跃</small>

王叔和曰：鱼翔者，似鱼不行，而但掉尾动头，身摇而久住①者，是也。

黎民寿曰：其脉浮于肤上，不进不退，指下寻之，其首定而未②缓摇，时起时下，有类乎鱼之游于水。此阴极而亡阳，则不可期以日矣，故夜半占日中死，日中占夜半死也。

釜　沸

王叔和曰：三部脉，如釜中汤沸，朝得暮死，夜半得日中死，日中得夜半死。

黎民寿曰：釜沸之状，如汤涌沸，指下寻之中央起，四畔倾流，有进有退，脉无息数。夫阴在内，阳为之守也。阳数极而亡阴，则气无所守，故奔腾而沸涌。气亡则形亡，此所以为必死也。

上七死脉，原于《察病指南》，略举数说。黎氏《精要》更增偃刀、转豆、麻促三脉，为十怪脉。吴氏《脉语》采《素问·大奇论》浮合、火薪、散叶、省客、交漆、横格、弦缕、委土、悬壅、如丸、如春、如喘、霹雳，及《难经》关格、覆溢，而揭③二十四首。张氏《诊宗三昧》亦博稽经文，以详论之。余谓决死生，王氏《诊

---

① 住：此字原模糊不清，据李氏芝轩本及《皇汉医学丛书》本及《脉经》补。

② 未：疑为"尾"之误。

③ 揭：标识。

百病死生诀》及扁鹊《诊诸反逆死脉要诀》等篇，已审且悉矣。大抵医家能诊得恒脉，则诸怪异脉，皆可不须辨而知也，故兹不逐一汇次云。

王中阳曰：虾游、雀啄，代止之脉，故名死脉。须知痰气关格者，时复有之，若非谙练扬历①，未免依经断病，而贻笑大方也。盖病势消烁殆尽者，其气不能相续，而如虾游水动、屋漏点滴，而无常至者，死也。其或痰凝气滞，关格不通，则其脉固有不动者。有三两路乱动，时有时无者；或尺、寸一有一无者，有关脉绝骨不见者；或时动而大小不常者；有平居之人，忽然而然者；有素禀痰病，而不时而然者；有僵仆暴中而然者。皆非死脉也，学者当细心参探。《泰定养生主论》

薛立斋曰：尝治雀啄、屋漏之类，若因药饵克伐所致，急用参、芪、归、术、姜、附之剂，多有复生者，不可遂弃而不治也。

陈远公曰：死亡之脉，全在看脉之有神、无神。有神者，有胃气也；无神者，无胃气也。故有胃气，虽现死脉而可生；无胃气，即现生脉而必死，又在临证而消息之也。又曰：死亡之脉，现之于骤者易救，以脏腑初绝，尚有根可接也。倘时日久，虽有人参，又何以生之于无何有之乡哉？有无可如何者矣。

---

① 谙练扬历：原谓老于仕途。此谓长期行医。

校注后记

一、作者生平与著作考证

《脉学辑要》作者丹波元简，为丹波家族移日之第三十六代，生于宝历五年（1755），殁于文化七年（1810）。字廉夫，号桂山、栎窗，中名刘桂山，法号本觉文懿孝宪居士。日本著名汉医学家，其生性聪慧，博览群书，涉猎书目甚广，不仅对中医经典著作熟读心传，对经史子集，如字书、诗词歌赋、史书、地理等多有涉及，医文皆精，在中日皆负盛名。浅田惟常称其"性高雅，澹于势力，酷好读书。凡古今文字，言涉及医事者，悉推其根柢而究之。……元简之书出，海内讲医籍者，识所率由，而前世粗梗武断之风始除"。元简自幼随父元德学医，得其父庭训，同时又师事儒学大师山本北山、井上金峨等学习儒家的经学，二者均重视训诂与考据，给丹波元简以很大影响。他对当时的各种稀有医学书籍和重要文献资料进行了校对和考证整理，著书如《素问识》《灵枢识》《伤寒论辑义》等，无不贯彻考据精神与训诂方法。这些著作使他成为日本江户中期考据学派的执牛耳者，也使后来的医经考据训诂专家奉其为高山仰止的泰斗。丹波元简于安永六年（1777）初次谒见幕府将军德川家治。宽政二年（1790）松平定信设医事疑难试之，元简当即引经据典、

校 注 后 记

六五

深入浅出予以剖析，博得松平定信高度赏识，于同年11月拔擢为奥医师，后晋升为侍医兼叙法眼。次年10月为跻寿馆助教，讲授《素问》等医籍，颇受好评。宽政十一年（1799），元简被正式任命为将军家齐的侍医。享和元年（1801）遴选医官，元简所荐者未能入选，而入选者皆是后宫所推无能之辈，有感而发忤言，因此获罪罢免了奥医师之职，降为普通医师，同时禁闭百日，尔后专心致力于修订旧作，"不遑宁处，唯每灯火可见之候，取壮时所笔记，为之编划"，著述《医滕》。文化七年（1810），丹波元简再一次被任命为奥医师。元简一生医著丰富，撰有《金匮玉函要略辑义》《伤寒论辑义》《素问识》《灵枢识》《素问记闻》《难经疏证》《观聚方要补》《扁鹊仓公列传汇考》《脉学辑要》等30余部，对中医典籍的传承发展起到了十分重要的作用，亦为后世的汉方医学界留下了弥足珍贵的财富，颇有学术价值。其子丹波元胤和丹波元坚亦得其心传，以医术闻名于世，出版诸多医书。另外，丹波元简作为跻寿馆的主人亦教育了不少的学生，桃李满天下。

二、《脉学辑要》的成书背景及著述起因

该书成书于史家称之为"江户时代"的日本封建社会晚期。这一时期资本主义不断发展，逐渐进入了以都市为中心的商品经济时代，在一定程度上以大阪、江户为中心的商业不断发展，江户与各地区间交通运输的发展，增强

了各地间的文化交流。亦推动了日本与外国医药文化的交流。在意识形态方面，实行"宽政异学之禁"，把朱子学说奉为"正学"，继而又出现了古学、折衷等儒学流派，促成了儒学在日本整个社会意识形态、思想领域的主导地位。在科学文化方面，最活跃的当属医学，这既是由于医学自身所具有的种种特点——既是"仁术"与"格物穷理"之一端，又是官吏之外的文化人体面谋生的最佳选择，且与所有人的生活需求都有直接关系，因而受到知识分子的普遍关注与青睐。这一时期的学问，在承袭前代繁荣之后，更进一步发展了民族的独立性，注重医儒结合，儒学与医学间关联密切。同时，中国的古医籍、医家、中药的传日对于日本本国医学的发展亦产生了极其深远的影响，研究中国医籍蔚然成风，学者纷纷著书立说，并产生了日本汉方医学体系的四大派别，涌现出许多造诣精深的医家，如丹波元德、目黑道琢、山田正珍、中山惟忠、中田深斋、和田东郭、华冈青州等，出版了一系列有影响的医书，取得了令人瞩目的成就。在医学教育方面，多纪家族更是磬其私财创办医学校，致力于医学教育，医学得以不断发展，后继有人。

丹波元简于本书序言有云："今夫医士，孰不日诊百病，月处千方？而方其诊病者，讯脉象如何，浮、沉、数、迟、大、小之外，鲜识别者。况于洪、大、软、弱、牢、革之差，茫不能答。或一状而众医异名，或殊形而混为同候。"此系促使元简著此书的直接原因。而深究其因，正如陈存仁编校本曰："夫四诊之中，其末切脉，判阴阳表里，探虚实寒热，乃诊家之大经大法也。惟考轩岐、仲景未有明文，叔和以来散漫无纪，元明诸家亦属成说，而近世之不讲于斯者久矣。仅知浮沉迟数，难识促实牢革，将何以察万变之证乎？本书条列先辈精英，附录已所识别，芟套烂之芜，汇众说之粹。能熟于此，则指下之间，不患幽而难明矣。"而丹波元简本人具有"凡古今文字，言涉及医事者，悉推其根柢而究之"的勇于探索的精神，则是撰成此书的内在因素。

三、版本调查情况及研究用版本

通过《中国中医古籍总目》《中国图书联合目录》等现有目录学著作、网络资源检索及国内各图书馆实地考查得知，《脉学辑要》版本众多，现存版本可分为几种：

1. 万笈堂刊本

（1）藏于中国中医科学院图书馆的日本宽政七年乙卯（1795）江户万笈堂刊本（聿修堂藏板影印本）。

（2）藏于南京图书馆的清光绪十年甲申（1884）杨守敬据聿修堂藏板所撰的《聿修堂医学丛书》飞青阁藏板。

（3）藏于南京中医药大学图书馆的1935年上海中医书局皇汉医学编译社《聿修堂丛书》铅印本。

2. 其他单行本

（1）藏于南京图书馆的清光绪十二年丙戌（1886）李

氏芝轩校刊本，该本比 1884 年的《聿修堂医学丛书》本晚两年，但因该本是年代最早的、错误较少的、经过前人精心校勘的本子，故选李氏芝轩校刊本作主校本。

（2）藏于成都中医药大学图书馆的清光绪二十三年丁酉（1897）成都尚古堂刻本。

（3）藏于南京中医药大学图书馆的清光绪二十三年丁酉（1897）文芳堂藏板。

（4）清光绪三十年甲辰（1904）文汇堂新刊本。

（5）藏于北京中医药大学图书馆的清木刻本。

（6）藏于辽宁省图书馆的民国上海纬文阁铅印本。

3. 其他丛书本

（1）藏于北京中医药大学图书馆的清光绪二十二年丙申（1896）上海图书集成印书局《三家诊法》铅印本。

（2）藏于辽宁省图书馆的清光绪二十五年己亥（1899）至二十七年辛丑（1901）四川成都正字山房《中外医书八种合刻》本。

（3）藏于北京中医药大学图书馆的 1916 年羊城医学研究所《羊城医学会辑》石印本。

（4）藏于南京中医药大学的民国陈存仁编校上海世界书局 1936 年印行的《皇汉医学丛书》铅印本，该书是在文字辨识和校勘上做了很多工作的近代整理本，作为参校本。

4. 本次校注采用的版本

经过实地调查，了解到本次整理的《脉学辑要》现存版本约 13 种。其中刊印最早、保存最好的是日本宽政七年（1795）江户万笈堂刊本（聿修堂藏板）。万笈堂刊本同时也存在一些问题：第一，因年代久远而有个别字字迹模糊不清；第二，由于当时刻版时把卷中的 34 页刻成 24 页，从而造成 24 页与 34 页的位置互换，以致错简。笔者认为，该本虽有不足，但瑕不掩瑜。万笈堂刊本为现存最早刊本，也是后世版本的祖本，刻印精美，字迹清楚，满足善本的早、足、精的条件，因此本次整理仍以日本江户万笈堂刊本（聿修堂藏板）为底本，同时以清光绪十二年（1886）李氏芝轩校刊本为主校本，上海世界书局 1936 年《皇汉医学丛书》铅印本为参校本。

四、《脉学辑要》的基本内容与学术特色

1. 基本内容

《脉学辑要》分为上、中、下三卷，卷上总说阐述脉学理论；卷中引述二十八脉体象、主病，汇众说之精华；卷下列述妇人脉、小儿脉及诸怪脉。本书更获得"古今论脉之书，其不背古而最为适用者，惟日本《脉学辑要》乎"的赞誉。在对医学史上有关脉学的资料进行认真鉴别和整理的基础上，书中先列各医家原文，每条注文为作者对诸家之文细加钻研，"虚心夷考，衡别是非"，删繁节要，融会贯通后所出。条文之下，附作者按语，论述精辟。是书纂辑诸家脉学之精义，并附录家传及个人心得，简要切用，颇有价值。

《脉学辑要》所含内容，虽可谓述而不作，然其检选之功，亦非等闲之力。上至《难经》，下逮明清诸大家脉学，若王叔和《脉经》、孙思邈《千金翼》、陈无择《三因方》、滑伯仁《诊家枢要》、张景岳《脉神章》、何梦瑶《医碥》等，诚可谓辑古今脉学之论于一帙，集众家之长于一炉。其对古今脉学绝不是不加分析的罗列，而是驳误纠讹，分明泾渭，经过"损众贤之砂砾，掇群才之翠羽"的科学的"扬弃"和创造性的劳动，发前人所未发。

2. 学术特色

（1）广泛引进清代朴学的理论和方法，文医结合

清代乾嘉时期朴学兴起，考据之风盛行。医学界运用考据方法校勘文字、分析音韵、考证训诂，深入研究医经，突破了前人注释的局限，探索原著，阐发本义，取得较大成果。此风传入日本后，各地文运大兴，风靡日本儒医两界。江户儒家山本北山、大田锦城、龟田鹏斋等建立了日本考证学派，作为山本北山学生的丹波元简亦深受儒家思想的熏陶，在儒家重现实、重人文传统的影响下，丹波元简重视清儒与医家著作的研究，其兼通医儒，上承家学，旁通中国经史小学，秉承清儒的治学态度，借鉴清儒的治学方法，参考、引用中国历代医家的研究成果，研治古医籍力求客观现实，具有较多的科学精神与创造性。《脉学辑要》中广收王叔和等医家的脉学论述，既娴熟运

用中日两国的字书，又参稽相关的医籍文献材料，持之以医理，征之以事实，旁征博引，穷原竟委，廓清了一批聚讼纷纭的问题，或者为最终解决某些难题开辟了道路。尊清儒"孤证不立""无征不信"之原则，丹波元简按语时引证古代医史资料，皆有充分旁证。陈存仁言其"严谨之逻辑……其所撰著必有足以启导吾人研究方法与趣味者"。

（2）反映了日本宽政以前脉学理论的新成就

《脉学辑要》中收录了大量医家的脉学理论，从中可以看出各时期各医家对脉学均有各自的独到见解，有关脉学的理论也不断发展。其对各医家的脉学理论进行了广泛的择取，对脉学的发展进行了系统的总结，并小心求证，大胆创新，抒发己见，对脉学理论的认识更加深入。本书总结了宽政以前的脉学经验，对脉学发展做出了巨大贡献，创新和扩延了脉学理论，对于今天的中医学有一定的借鉴意义。

（3）不以寸关尺配脏腑

丹波元简为日本江户中期考据学派的执牛耳者，也被后来的医经考据训诂专家奉为高山仰止的泰斗。在学术上，丹波元简比较崇古。他认为寸、关、尺三部配五脏六腑的理论，《内经》和张仲景没有提到，是王叔和提出来后，一直被后世所沿用的，因此他认为这是不可取的。如《脉学辑要·序》曰："寸、关、尺三部，配五脏六腑，《内经》、仲景未有明文，仓公虽间及此，其言暧昧。特

脉学辑要

七二

《十八难》所论三部九候，诚诊家之大经大法也。然迨至叔和，始立左心、小肠、肝、胆、肾，右肺、大肠、脾胃、命门之说，王太仆、杨玄操遂奉之以释经文。由此以还，部位配当之论，各家异义，是非掊击，动辄累数百言，可谓蛋中寻骨矣。"

(4) 不以脉定病

丹波元简认为诊脉的目的在于辨证，而不在于定病。他在《脉学辑要·序》中说："已有此证，当诊其脉，以察其阴阳表里、虚实寒热，而为之处措，安可以万变之证预隶之于脉乎？"批评后世一味地以脉测病，而不是在辨证论治上着力提高。

总 书 目

医　　经

内经博议

内经提要

内经精要

医经津渡

素灵微蕴

难经直解

内经评文灵枢

内经评文素问

内经素问校证

灵素节要浅注

素问灵枢类纂约注

清儒《内经》校记五种

勿听子俗解八十一难经

黄帝内经素问详注直讲全集

基础理论

运气商

运气易览

医学寻源

医学阶梯

医学辨正

病机纂要

脏腑性鉴

校注病机赋

内经运气病释

松菊堂医学溯源

脏腑证治图说人镜经

脏腑图书症治要言合璧

伤寒金匮

伤寒考

伤寒大白

伤寒分经

伤寒正宗

伤寒寻源

伤寒折衷

伤寒经注

伤寒指归

伤寒指掌

伤寒选录

伤寒绪论

伤寒源流

伤寒撮要

伤寒缵论

医宗承启

桑韩笔语

伤寒正医录

伤寒全生集

伤寒论证辨

伤寒论纲目

伤寒论直解

I

伤寒论类方　　　　　脉义简摩

伤寒论特解　　　　　脉诀汇辨

伤寒论集注（徐赤）　脉学辑要

伤寒论集注（熊寿试）脉经直指

伤寒微旨论　　　　　脉理正义

伤寒溯源集　　　　　脉理存真

订正医圣全集　　　　脉理宗经

伤寒启蒙集稿　　　　脉镜须知

伤寒尚论辨似　　　　察病指南

伤寒兼证析义　　　　崔真人脉诀

张卿子伤寒论　　　　四诊脉鉴大全

金匮要略正义　　　　删注脉诀规正

金匮要略直解　　　　图注脉诀辨真

高注金匮要略　　　　脉诀刊误集解

伤寒论大方图解　　　重订诊家直诀

伤寒论辨证广注　　　人元脉影归指图说

伤寒活人指掌图　　　脉诀指掌病式图说

张仲景金匮要略　　　脉学注释汇参证治

伤寒六书纂要辨疑

伤寒六经辨证治法　　　　**针灸推拿**

伤寒类书活人总括　　针灸节要

张仲景伤寒原文点精　针灸全生

伤寒活人指掌补注辨疑　针灸逢源

　　　　诊　法　　备急灸法

脉微　　　　　　　　神灸经纶

玉函经　　　　　　　传悟灵济录

外诊法　　　　　　　小儿推拿广意

舌鉴辨正　　　　　　小儿推拿秘诀

医学辑要　　　　　　太乙神针心法

　　　　　　　　　　杨敬斋针灸全书

本　草

药征　　　　　　　　　识病捷法

药鉴　　　　　　　　　药性提要

药镜　　　　　　　　　药征续编

本草汇　　　　　　　　药性纂要

本草便　　　　　　　　药品化义

法古录　　　　　　　　药理近考

食品集　　　　　　　　食物本草

上医本草　　　　　　　食鉴本草

山居本草　　　　　　　炮炙全书

长沙药解　　　　　　　分类草药性

本经经释　　　　　　　本经序疏要

本经疏证　　　　　　　本经续疏证

本草分经　　　　　　　本草经解要

本草正义　　　　　　　青囊药性赋

本草汇笺　　　　　　　分部本草妙用

本草汇纂　　　　　　　本草二十四品

本草发明　　　　　　　本草经疏辑要

本草发挥　　　　　　　本草乘雅半偈

本草约言　　　　　　　生草药性备要

本草求原　　　　　　　芷园臆草题药

本草明览　　　　　　　类经证治本草

本草详节　　　　　　　神农本草经赞

本草洞诠　　　　　　　神农本经会通

本草真诠　　　　　　　神农本经校注

本草通玄　　　　　　　药性分类主治

本草集要　　　　　　　艺林汇考饮食篇

本草辑要　　　　　　　本草纲目易知录

本草纂要　　　　　　　汤液本草经雅正

　　　　　　　　　　　新刊药性要略大全

淑景堂改订注释寒热温平药性赋　　临症经验方

方　书

医便

卫生编

袖珍方

仁术便览

古方汇精

圣济总录

众妙仙方

李氏医鉴

医方丛话

医方约说

医方便览

乾坤生意

悬袖便方

救急易方

程氏释方

集古良方

摄生总论

摄生秘剖

辨症良方

活人心法（朱权）

卫生家宝方

见心斋药录

寿世简便集

医方大成论

医方考绳愆

鸡峰普济方

饲鹤亭集方

思济堂方书

济世碎金方

揣摩有得集

亟斋急应奇方

乾坤生意秘韫

简易普济良方

内外验方秘传

名方类证医书大全

新编南北经验医方大成

临证综合

医级

医悟

丹台玉案

玉机辨症

古今医诗

本草权度

弄丸心法

医林绳墨

医学碎金

医学粹精

医宗备要

医宗宝镜

医宗撮精

医经小学

医垒元戎

证治要义

松厓医径

扁鹊心书

素仙简要

慎斋遗书

折肱漫录

济众新编

丹溪心法附余

方氏脉症正宗

世医通变要法

医林绳墨大全

医林纂要探源

普济内外全书

医方一盘珠全集

医林口谱六治秘书

温 病

伤暑论

温证指归

瘟疫发源

医寄伏阴论

温热论笺正

温热病指南集

寒瘟条辨摘要

内 科

医镜

内科摘录

证因通考

解围元薮

燥气总论

医法征验录

医略十三篇

琅嬛青囊要

医林类证集要

林氏活人录汇编

罗太无口授三法

芷园素社痎疟论疏

女 科

广生编

仁寿镜

树蕙编

女科指掌

女科撮要

广嗣全诀

广嗣要语

广嗣须知

孕育玄机

妇科玉尺

妇科百辨

妇科良方

妇科备考

妇科宝案

妇科指归

求嗣指源

坤元是保

坤中之要

祈嗣真诠

种子心法

济阴近编

济阴宝筏

秘传女科

秘珍济阴　　　　　　　外科真诠

黄氏女科　　　　　　　枕藏外科

女科万金方　　　　　　外科明隐集

彤园妇人科　　　　　　外科集验方

女科百效全书　　　　　外证医案汇编

叶氏女科证治　　　　　外科百效全书

妇科秘兰全书　　　　　外科活人定本

宋氏女科撮要　　　　　外科秘授著要

茅氏女科秘方　　　　　疮疡经验全书

节斋公胎产医案　　　　外科心法真验指掌

秘传内府经验女科　　　片石居疡科治法辑要

儿　科　　　　　　　伤　科

婴儿论　　　　　　　　正骨范

幼科折衷　　　　　　　接骨全书

幼科指归　　　　　　　跌打大全

全幼心鉴　　　　　　　全身骨图考正

保婴全方　　　　　　　伤科方书六种

保婴撮要

活幼口议　　　　　　## 眼　科

活幼心书　　　　　　　目经大成

小儿病源方论　　　　　目科捷径

幼科医学指南　　　　　眼科启明

痘疹活幼心法　　　　　眼科要旨

新刻幼科百效全书　　　眼科阐微

补要袖珍小儿方论　　　眼科集成

儿科推拿摘要辨症指南　眼科纂要

外　科　　　　　　　银海指南

　　　　　　　　　　　明目神验方

大河外科　　　　　　　银海精微补

医理折衷目科　　　　　北行日记

证治准绳眼科　　　　　李翁医记

鸿飞集论眼科　　　　　两都医案

眼科开光易简秘本　　　医案梦记

眼科正宗原机启微　　　医源经旨

咽喉口齿

　　　　　　　　　　　沈氏医案

咽喉论　　　　　　　　易氏医按

咽喉秘集　　　　　　　高氏医案

喉科心法　　　　　　　温氏医案

喉科杓指　　　　　　　鲁峰医案

喉科枕秘　　　　　　　赖氏脉案

喉科秘钥　　　　　　　瞻山医案

咽喉经验秘传　　　　　旧德堂医案

　　　　　　　　　　　医论三十篇

养　生

　　　　　　　　　　　医学穷源集

易筋经　　　　　　　　吴门治验录

山居四要　　　　　　　沈芊绿医案

寿世新编　　　　　　　诊余举隅录

厚生训纂　　　　　　　得心集医案

修龄要指　　　　　　　程原仲医案

香奁润色　　　　　　　心太平轩医案

养生四要　　　　　　　东皋草堂医案

养生类纂　　　　　　　冰壑老人医案

神仙服饵　　　　　　　芷园臆草存案

尊生要旨　　　　　　　陆氏三世医验

黄庭内景五脏六腑补泻图　罗谦甫治验案

医案医话医论

　　　　　　　　　　　临证医案笔记

纪恩录　　　　　　　　丁授堂先生医案

胃气论　　　　　　　　张梦庐先生医案

养性轩临证医案

养新堂医论读本

祝茹穹先生医印

谦益斋外科医案

太医局诸科程文格

古今医家经论汇编

莲斋医意立斋案疏

医　史

医学读书志

医学读书附志

综　合

元汇医镜

平法寓言

寿芝医略

杏苑生春

医林正印

医法青篇

医学五则

医学汇函

医学集成（刘仕廉）

医学集成（傅滋）

医学辩害

医经允中

医钞类编

证治合参

宝命真诠

活人心法（刘以仁）

家藏蒙筌

心印绀珠经

雪潭居医约

嵩厓尊生书

医书汇参辑成

罗氏会约医镜

罗浩医书二种

景岳全书发挥

寿身小补家藏

胡文焕医书三种

铁如意轩医书四种

脉药联珠药性食物考

汉阳叶氏丛刻医集二种